HOWARD MARKS

DOPE STORIES

EIN LITERARISCHER TRIP

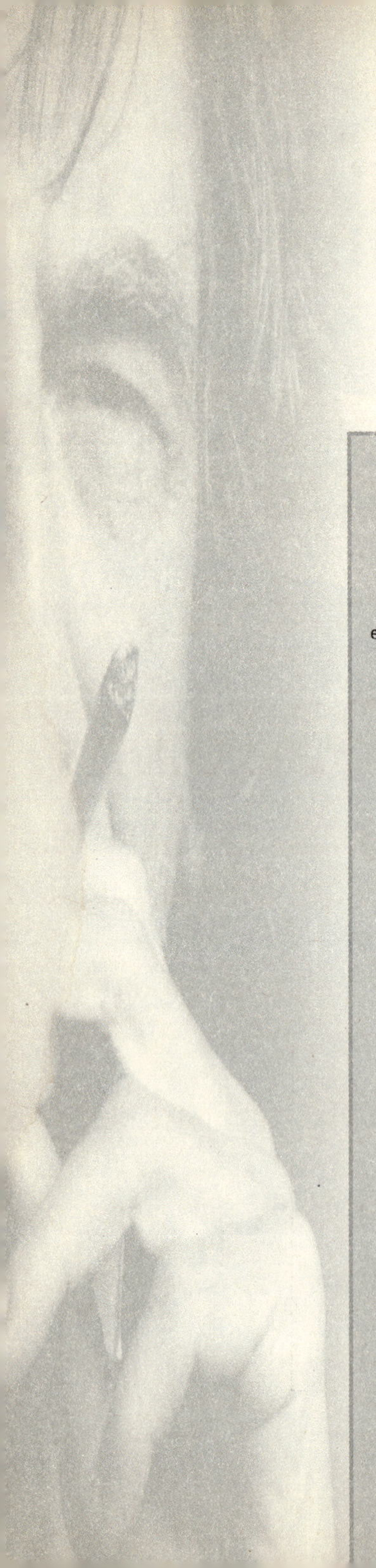

IMPRESSUM

ORIGINALAUSGABE

"Dope Stories"

erschienen bei Vintage, Random House, 20 Vauxhall Bridge Road, London SW1V2 SA.

DEUTSCHE AUSGABE

Edition Steffan
Verlag
Hansaring 145-147
D-50670 Köln
Tel.: 02 21 / 73 916 73
Fax: 02 21 / 72 31 52
editionste@aol.com
www.edition-steffan.de

ÜBERSETZUNG
Jürgen Langer
Jürgen Langlois

LEKTORAT
Frank Steffan

KORREKTUREN
Herbert Eicker

GRAFIK
Hagé Rauber

REDAKTIONELLE MITARBEIT
Violetta Petermann
Katrin Kamolz

ISBN: 3-923838-55-7

Aktuelle Informationen:
www.howard-marks.de

CHARLES BAUDELAIRE

TRUNKEN SOLLST DU SEIN

Du sollst immerfort trunken sein. Es ist das einzige was zählt; es ist die einzige Lösung. Auf das die schreckliche Last der Zeit dir nicht beugt den Rücken und dein Haupt sich nicht zum Boden neigt, sollst du ewig trunken sein.

Mit welchen Mitteln aber? Mit Rausch, Wein, Poesie oder Tugend; es liegt an dir. Trunken sollst du sein.

Und wenn du manchmal aufwachst, sei es auf den Stufen eines Palastes, unter den grünen Pflanzen eines Grabens, oder in der trostlosen Einsamkeit deiner Unterkunft; dann frag' den Wind, die Wellen, die Sterne, die Vögel, die Uhren, frag' all das was sich rührt, das klagt, das auf Rädern sich bewegt, alles das singt und spricht – frag' sie nach des Tages Zeit; und der Wind, die Wellen, die Sterne, die Vögel und die Zeit werden dir Antwort geben: Es ist Zeit, dass du trunken wirst. Um nicht der gemarterte Sklave der Zeit zu sein, sei trunken; sei unaufhörlich, endlos trunken! Mit Rausch, Wein, Poesie oder Tugend; es liegt an dir.

Trunken sollst du sein.

Charles Baudelaire, 1869

INHALT

EINFÜHRUNG

Mr. Nice schrieb ich eigentlich für meine eigene Generation von Spät-Hippies. Umso erstaunter war ich, dass ausgerechnet Leser, die einige Jahrzehnte jünger sind als ich, dieses Buch zu einem unerwarteten Bestseller machten. Nach unendlich vielen Interviews mit allen möglichen Medien und mehreren öffentlichen Lesungen wurde klar, dass der Hauptgrund für die Popularität von Mr. Nice bei Jugendlichen und Studenten deren Unzufriedenheit mit einer Gesetzgebung ist, die Haschisch-Konsum und -Handel verbietet. Bis dahin hatte ich keine Ahnung, wie weit verbreitet heutzutage der Gebrauch von Cannabis bei jungen Leuten ist.

Obwohl ich ganz schön viel Geld mit illegalem Cannabis-Handel gemacht hatte, war das für mich nie ein Grund, das Haschisch-Verbot hinzunehmen. Im Gegenteil, ich war stets für eine Legalisierung eingetreten. In der Vergangenheit musste ich das heimlich tun. Das ging aufgrund meiner Tätigkeit als illegaler Händler ja gar nicht anders. Nach der Veröffentlichung von Mr. Nice stand ich auf einmal mitten im Rampenlicht der Öffentlichkeit. Ich beschloss, meinen plötzlichen Bekanntheitsgrad möglichst sinnvoll dazu zu nutzen, um so bald wie möglich eine Legalisierung von Cannabis zu erreichen.

Mein erster publikumswirksamer Versuch, Haschisch wieder zu legalisieren, bestand darin, auf einer Londoner Polizeistation einen Joint zu rauchen und die Polizei aufzufordern, mich zu verhaften und mich einzulochen. Das lehnte die Polizei ab. Da dämmerte mir [vielleicht zum ersten Mal], dass die Polizei nicht der Hauptfeind ist. Die meisten Polizisten wählen diesen Beruf aus durchaus ehrenwerten Gründen, z.B. um eine Öffentlichkeit zu schützen, mit der sie sich identifizieren. Sie gehen nicht zur Polizei, um Leute einzusperren, die Kräuter rauchen. Polizisten kommen im täglichen Leben viel mehr herum als die meisten anderen Leute und sie wissen, was die Probleme sind und wo sie herkommen. Für die meisten Polizisten, mit denen ich darüber sprach, ist nicht der Konsum von Cannabis problematisch, sondern das Gesetz, das den Konsum verbietet. Kaum ein anderes Gesetz hat mehr sozialen Schaden angerichtet und zur Entfremdung von Eltern und Kindern sowie zur Konfrontation zwischen Polizei und der Öffentlichkeit geführt als dieses Haschisch-Verbot.

Obwohl ich mir nicht vorstellen kann, dass jemand nach der Lektüre dieses Buches weiterhin für das Cannabis-Verbot eintritt, ist sein Hauptzweck nicht der Kampf für Legalisierung. Die Drogengeschichten und sonstigen Beiträge sollen in erster Linie interessieren, amüsieren und provozieren.

Howard Marks

DIE NATUR MELDET SICH ZU WORT

WIE ALLES ANFING

Vor einhundert Millionen Jahren sagten die Pflanzen "high" zu den Tieren. Wurzeln und Früchte verführten Zungen und Mägen. Weinstock, Blatt und Harz beeinflussten Hand, Herz und Verstand. Trinken, schnüffeln und saugen waren die Regel und nicht die Regulierung des Lichts und der Nacht.

Und die Natur sagte "Higher".

Eine Pyramide hier und eine Pyramide da. Gurgeln, schniefen, kotzen und hungern für Gott, Shiva und die Sonne. Wer wird den Alkohol haben, wer das Kokain, wer das Heroin, wer den Spaß?

"Ich hab' hier Dope für dich, aber du musst bei meiner Sorte bleiben. Wenn du ein anderes Dope nimmst, leg' ich dich um. Mach dies nicht, mach das nicht. Dieser erfrischende Stoff ist verboten."

Die Natur fragte "Warum?"

Also vom Eibenbaum pflücken, Apfelwein in den Garten Eden schmuggeln? Adams-Äpfel sind Scheiße. Eva ist geil. Ist SCAM Betrug oder ein Versprechen auf "Some Cocaine Alcohol & Marijuana"? Ist Grass die Schlange im Gras, die dich betrügt? Ist die glitschige Schlange ein Dieb, ein Verräter, ein falscher Freund, ein Polizeispitzel, ein Informant, ein V-Mann, ein Spion? Oder ist ER das Ein-und-Alles für SIE? Halb im Himmel, halb in der Hölle, eine halbe Doppel-Helix, seine Göttlichkeit leugnend, ihren DNA-Code einfordernd?

Helft mir, ihr mordenden Priester, ihr pschopathischen Größenwahnsinnigen, ihr blutrünstigen kolonialen Vergewaltiger, ihr sadistischen Puritaner, ihr Rauchverbots-Fanatiker. Helft mir, ihr Manifestationen des abgrundtief Bösen. Warum habt ihr dafür gesorgt, dass meine chemisch induzierte Bewusstseinsveränderung mit Gefängnis belohnt wird oder mit anderen legalen Formen der Folter? Du wirst auch noch im Knast landen.

Die Natur sagte "Probier's aus".

Wie kommen wir an die Blätter, die wir haben wollen, an die Kräuter, die wir haben wollen, an die Trauben, die wir haben wollen?

Die Natur sagte "Gebrauche Lügen".

Und siehe da, es geschah, dass die Welt voll war von Schwindlern. Noch nie wurden so viele Gesetze ohne die leisesten Gewissensbisse gebrochen. Gefälschte Namen, gefälschte Pässe, gefälschte Führerscheine. Geldwäsche, Steuerhinterziehung, Zollbetrug, gestohlene Autos, illegale Flugzeuge, getürkte Dokumente. Lügen, Lügen und nochmals Lügen. Wen kümmert's? Alles nur aus einem Grund. Es ist nicht unsere Schuld, dass sie Leute davon abzuhalten versuchen, high zu werden. Egal, die Welt des internationalen Dope-Handels macht Spaß, verdammt viel Spaß!

VOM URSPRUNG DES RAUCHENS

VON MERLIN BIS HENRY MORGAN

Ein paar kleine, aber wichtige Merkmale unterscheiden den Menschen vom Tier. Schafe haben zottige Haare. Affen wichsen. Schweine grunzen. Wölfe pissen. Delphine reden. Tiger furzen. Hunde kotzen. Stinktiere trinken. Elefanten schnuppern. Pferde zählen und Blutegel saugen. Aber Tiere rauchen nicht. Jedoch weniger, weil sie sich keinen Joint rollen können, sondern weil Tiere, mit Ausnahme von Rentieren und Drachen, Angst vor Feuer und Rauch haben und sich deshalb von Kaminen und Tabakläden fernhalten.

Ich begann, nach den Ursprüngen des Rauchens zu forschen. Es gibt hauptsächlich zwei Theorien. Eine wissenschaftliche und eine religiöse.

Nach der wissenschaftlichen Theorie war der walisische Zauberer Merlin das erste menschliche Wesen, das in der westlichen Hemisphäre rauchte. Merlin bumste Hexen, benutzte Besenstiele als Dildos, schiss Fliegenpilze und soff aus seinem Heiligen Gralsbecher eine Mischung von psychoaktiven Flüssigkeiten. Merlin machte eine Zeitreise in das Cardiff des 21. Jahrhunderts und brachte ein paar Überraschungen mit: einen katatonischen Lauch[1], einen stereophonen Spliff, eine Affen-Zygote[2], ein Stück Caerphilly-Käse[3], eine Tüte magischer Pilze, einen verrückten Straßenprediger[4], zwei besonders haarige Tiere[5] und eine 18 Meter große, aufblasbare Puppe.

Zurück zu Hause an König Arthurs Tafelrunde wurde einem der besonders haarigen Tiere schlecht und es kotzte. Rauch quoll aus seinen Nasenlöchern, der Spliff fiel ihm aus dem Maul und es brüllte ”Drag On“, was zum einen heißt ”Mach weiter so“, aber zusammengezogen zu ”Dragon/Drachen“ wird, dem Wappentier von Wales[6]. Dem anderen besonders haarigen Tier wuchs ein Geweih, es produzierte eine riesige Menge Pisse und haute ab Richtung Nordpol, wobei es brüllte ”Reign Deer, I'm a leek!“, was so viel heißt wie ”Möge der Hirsch regieren, ich bin ein Lauch!“. Die Waliser mussten das irgendwie missverstanden haben, denn sie machten aus dem "Reign Deer" ein "Reindeer/Rentier" und nahmen den Lauch in ihr Wappen auf. Seitdem haben die Waliser nicht aufgehört zu saufen und zu rauchen und sich mit Dingen zu beschäftigen, die vage miteinander zusammenhängen, wie mit der Kohle, mit Wasserreservoirs, mit Krematorien und mit zotteligen Schafen. Und nach einem guten Joint verneigen sie sich vor dem feuerspeienden Drachen und dem Lauchstängel.

Von Wales aus verbreitete sich das Rauchen erst im 12. Jahrhundert, als Prinz "Mad Dog"[7] in Amerika strandete, lange bevor der große Häuptling "Lügender Scheißhaufen" ins Washingtoner "Scheißhaus" einzog. Mad Dogs geheimer Drogenvorrat war noch nicht erschöpft und so bot er die Friedenspfeife an. Sechs Wochen später war Mad Dog wieder zurück in Florida mit jeder Menge Marijuana-Seed, und all die Indianer verbrachten dann Jahrhunderte damit, lieber Frauen zu erobern als andere Länder, lieber sich mit Bongs als mit Bomben zu beschäftigen und lieber die Kommunikation mit Rauchsignalen zu perfektionieren, indem sie riesige Spliffs rauchten und damit Rauchringe in den Himmel bliesen.

Dank des Wortbruchs von Häuptling "Lügender Scheißhaufen" in Washington kamen die fremden Stämme der Puritaner, Prohibitionisten und anderer Arschlöcher ins Land und an die Macht. Die meisten Hanffelder und Hanfraucher wurden ausgelöscht. Einige, wie die Arawaks, hatten Glück und retteten ihre Kultur nach Jamaika. Die Arawaks spielten Ballspiele, sangen, feierten, tanzten, bumsten, ließen sich mit Mais-Bier vollaufen, rauchten getrocknete Blätter, um high zu werden und schnupften weißes Pulver durch Röhrchen, die wie ein Y aussahen, bis sie zu waren. Sie hatten sexy Miniröcke, Tatoos, Schmuck, Halsketten und Federn. Sie kannten kein Rad und keine Schriftsprache. Sie hatten ein paar Wörter wie Kanu [als Transportmittel] und Hurrikan [der das Transportmittel zerstört]. Barbecue ist auch ein Arawak-Wort, genau wie Hammock [Hängematte] und Tabak. Ein typischer Arawak-Tag bestand darin, irgendwann aufzustehen, einen zu rauchen, in der Hängematte zu liegen und auf ein Barbecue mit erlesenem Red Snapper-Fisch zu warten.

Der Waliser Henry Morgan schaffte es mit einer fiesen Kombination von Rum, Piraterie, Sklaverei und Handel, die Bevölkerung der Insel mit marijuana-rauchenden Afrikanern und hasch-rauchenden indischen Händlern zu ergänzen und dadurch eine dauerhafte Ganja-Hanf-Kultur zu etablieren. Der heilige Bob Marley kümmerte sich um das Weitere.

1} Bestandteil des walisischen Wappens.

2} Bezieht sich auf die in den 1990ern populäre walisische Band "Gorky's Zygotic Mync".

3} Benannt nach dem gleichnamigen Ort in Wales.

4} Bezieht sich auf die walisische Punkband "Manic Street Preachers", kurz "The Manics".

5} Bezieht sich auf die walisische Rockband "Super Furry Animals".

6} Es gibt auch noch einen amerikanischen Ostküsten-Rapper namens Drag On, mit bürgerlichem Namen Mel Jason Smalls.

7} Englische Hardrock Band; früher "Black Dog".

CHARLES BAUDELAIRE

DER SPIELPLATZ DER HIMMELSBOTEN

Wie ist diese Erfahrung? Was sieht man? Erstaunliche Dinge, ist es nicht so? Wunderbare Anblicke? Ist es sehr schön? Das sind die üblichen Fragen, die mit einer von Angst geprägten

Neugier von in dieser Hinsicht unerfahrenen Menschen an die Adepten des wohlfeilen Haschischgenusses gestellt werden. Es ist, wie seit Urzeiten, die kindliche Ungeduld zu wissen, ähnlich der von Menschen, die ihre Feuerstellen nie verließen, auch wenn sie jene trafen, die von fernen und unbekannten Ländern erzählten. Sie stellen sich die Trunkenheit des Haschisch als erstaunliches, unendliches Theater von Taschenspielertricks und Hokuspokus vor, in dem alles wunderlich und unvorhersagbar ist. Dies ist ein Vorurteil und völlig falsch.

Und da, für die normale Leserschaft und die ewig Fragenden, das Wort Haschisch mit der Idee einer seltsamen, auf den Kopf gestellten Welt und der Erwartung wunderbarer Träume [es wäre angebrachter, sie Halluzinationen zu nennen, die nebenbei seltener vorkommen als vermutet] einhergeht, werde ich nun umgehend den wichtigen Unterschied darstellen, der zwischen dem Effekt des Haschischs und dem Phänomen des Traumes besteht. Im Traum, dieser abenteuerlichen Reise, die wir jede Nacht unternehmen, liegt etwas ausdrücklich Wunderbares. Es ist ein Wunder, das nur durch die wiederkehrende Erscheinung in seinem innewohnenden Mysterium abgeschwächt wird. Die Träume des Menschen sind in zwei Klassen aufzuteilen. Einige, erfüllt von alltäglichem Leben, von Sorgen, Wünschen und Begierden, vereinigen sich auf mehr oder weniger bizarre Art mit den Objekten seines Tageswerkes, die sich unbesonnen auf der unermesslichen Leinwand seiner Erinnerungen verankert haben. Dies ist der natürliche Traum; dies ist der Mensch selbst. Die andere Art des Traumes aber, der absurde und ungeahnte Traum, ohne Bedeutung oder Verbindung mit dem Charakter, dem Leben und den Leidenschaften des Schlafenden; dieser Traum, den ich hier hieroglyphisch nenne, repräsentiert offensichtlich die übernatürliche Seite des Lebens und aufgrund eben dieser Absurdität hielten die Alten ihn für heilig. Da er durch natürliche Ursachen nicht erklärbar ist, wurde er einem außerhalb des Menschen liegenden Ursprung zugeordnet und das auch heute noch, abgesehen von der Gruppe der Oneiromancer [Traumdeuter, Wahrsager] und den Torheiten einer philosophischen Schule, die in Träumen dieses Typus zuweilen einen Tadel oder eine Warnung sieht; kurz gesagt, ein symbolisches und moralisches Abbild, das sich im Geiste des Schlafenden zum Leben erweckt. Der Traum ist ein Wörterbuch, das man studieren sollte. Eine Sprache, zu der nur die Weisen den Schlüssel erlangen können.

Während des Haschischrausches gibt es jedoch nichts dergleichen. Dort bewegen wir uns nicht jenseits der Kategorie des natürlichen Traumes. Es ist wahr, dass während der Dauer der Trunkenheit, dank der Intensität der Farben und der schnellen Abfolge der gedanklichen Vorstellungen, dies als nichts anderes empfunden wird als ein unermesslicher Traum. Aber er wird immer die persönlichen Eigenheiten des Individuums bewahren. Der Mensch hat sich Träume erwünscht; der Mensch wird vom Traume beherrscht. Aber dieser Traum wird der wahre Sohn seines Vaters sein. Der untätige Mensch hat seine Genialität dadurch belastet, dass er auf künstliche Art und Weise das Übernatürliche in sein Leben und seine Gedanken eingebracht hat; aber letztlich und ungeachtet der zufälligen Energie seiner Erfahrungen ist er doch nichts als der gleiche Mensch, vervielfältigt; die gleiche Nummer, erhoben zu sehr großer Macht. Er wird in die Unterwerfung geführt, aber, unglücklicherweise für ihn, nicht durch sein eigenes dominantes Verhalten. "Er könnte Engel sein; er wird zur Bestie."

Ein kleiner Augenblick von großer Macht, wenn man, mit dem Begriff Macht, etwas bezeichnen kann, das lediglich eine exzessive Sensibilität ist, ohne die Kontrolle, die sie mäßigen oder nutzen könnte.

Lass es nun wohlverstanden sein, vom weltlichen und unwissenden Volke, welches voller Neugier auf die Bekanntschaft mit außergewöhnlichen Freuden wartet, dass sie im Haschisch nichts, aber auch nichts Übernatürliches finden werden, sondern das Natürliche in überreichlichem Maße. Das Gehirn und der Organismus, auf den das Haschisch einwirkt, geben nur ihre gewöhnlichen und individuellen Phänomene in vergrößerter Form wieder, wobei sie dies zwar in quantitativer und qualitativer Hinsicht erwirken, aber trotzdem ihrem Ursprung immer verbunden bleiben. Der Mensch kann dem moralischen und physikalischen Lebensgrund seines Seins nicht entkommen. Haschisch kann aber unbestritten den Eindrücken und vertrauten Gedanken des Menschen ein vergrößernder Spiegel sein, jedoch niemals mehr als nur ein Spiegel.

Hier ist nun die Droge vor Ihren Augen: Ein kleines grünes Zuckerwerk, ungefähr so groß wie eine Nuss und mit einem seltsam anmutenden Geruch; so seltsam, dass er eine gewisse Abscheu und gar einen Hang zur Übelkeit verursacht – wie wahrlich jeder feine und auch angenehme Geruch es bewirken würde, wenn zu seiner maximalen Stärke und [sozusagen] Dichte erhöht.

Erlauben Sie mir nebenbei noch die Anmerkung, dass diese Behauptung auch umgekehrt werden kann und dass das abscheulichste und abstoßendste Parfüm ein Wohlgeruch werden könnte, wenn es zu seiner kleinsten Quantität und Intensität verringert würde.

Und da ist es schon! Da ist Glück; der Himmel in einem Teelöffel: Glück, mit all seinem Rausch, seiner Narrheit und seiner Kindlichkeit. Sie können es ohne Angst einnehmen; es ist nicht tödlich; es wird in keiner Weise Ihre physischen Organe verletzen. Vielleicht wird [später einmal] ein allzu häufiger Einsatz dieser Zauberei die Stärke ihres Willens vermindern; vielleicht werden Sie weniger ein Mann sein, wie Sie es heute noch sind; aber die Vergeltung ist noch so weit weg und welcher Natur das vielleicht auftretende Verhängnis sein wird, ist doch so schwierig zu bestimmen!

Was ist es schon, das Sie riskieren? Eine unbedeutende, nervöse Müdigkeit am folgenden Tag – nicht mehr. Ist es nicht so, dass Sie jeden Tag härtere Bestrafung für geringere Belohnung riskieren? Gut also; Sie haben sogar, damit es schneller und stärker wirkt, Ihre Dosis des Haschischextraktes in einer Tasse schwarzen Kaffees aufgelöst. Sie haben auch darauf geachtet, dass Ihr Magen leer ist, haben Ihr Abendmahl auf neun oder zehn Uhr verschoben, um dem Gift die bessere Handlungsfreiheit zu gewähren. Sie werden höchstens, in einer Stunde, vielleicht einen Teller Suppe zu sich nehmen. Sie sind jetzt ausreichend vorbereitet auf eine lange und seltsame Reise; der Dampfer ließ sein Horn erschallen, die Segel sind getrimmt; Sie haben den einzigartigen Vorteil gegenüber den normalen Reisenden, dass Sie nicht wissen, wo die Reise Sie hinführt. Sie haben Ihre Wahl getroffen; dem Glück zum Wohle.

Ich nehme an, dass Sie den Augenblick der Abreise zu Ihrem Abenteuer mit der nötigen Vorsorge getroffen haben. Denn, soll die Ausschweifung vollkommen werden, dann verlangt sie nach vollkommener Muße. Fernerhin wissen Sie, dass Haschisch nicht nur das Individuum übertrieben darstellt, sondern auch die Ereignisse und die Umgebung. Sie haben keine

Pflichten zu erfüllen, die Pünktlichkeit und Genauigkeit erfordern, keine häuslichen Sorgen – kein Liebesleid. Man muss in diesen Angelegenheiten sehr umsichtig sein. Eine tiefe Enttäuschung, eine Besorgnis, die innere Mahnung an eine Pflicht, die deinen Willen und deine Aufmerksamkeit in einem bestimmten Moment verlangt, würde wie eine Friedhofsglocke über deinem Rausch erschallen und deine Freude vergiften. Besorgnis würde zur Qual und Enttäuschung zur Tortur. Aber wenn Sie all diese vorbereitenden Maßnahmen beachtet haben, steht das Wetter zu Ihren Gunsten; wenn Sie sich in einer von Ihnen bevorzugten Umgebung befinden, wie zum Beispiel eine malerische Landschaft oder ein wunderschön dekorierter Raum und besonders, wenn Sie noch über ein wenig Musik verfügen, dann verehrter Reisender, ist alles zum Besten.

Anmerkung: Der Text wurde aus dem Französischen von Aleister Crowley übersetzt.

GEDANKEN ÜBER DROGEN UND MUSIK

Menschen beschweren sich oft darüber, dass Musik so vielseitig ist und dass sie sie in solch großem Zweifel darüber zurücklässt, was sie nun darüber denken sollten, wohingegen Worte von jedem verstanden werden können.

Felix Mendelssohn

Musik und Drogen sind die Medizin des Geistes. Keine bis jetzt entdekkte Kultur entbehrt der Musik als integralen Bestandteil, und jede Kultur hat ihre eigenen psychoaktiven Heiligtümer.

Menschen nahmen Drogen, tanzten und sangen schon mehrere tausend Jahre bevor sie sprachen. Sie rauchten, bevor sie sprachen und sie tanzten, bevor sie gehen konnten. Musik und Drogen sind Urformen der Kommunikation: Jede ruft ähnliche physische Reaktionen bei verschiedenen Menschen zur gleichen Zeit hervor. Jede trägt zur Gruppenbildung bei und jede erschafft ein Gemeinschaftsgefühl, das die Menschen dazu befähigt, sich zusammen-zufinden und in gegenseitigem Widerhall zu verweilen. Musik beeinflusst das Stadium des Drogenrausches und bringt die Wirkung zurück, wenn der Einfluss der Drogen schwächer wird. Drogen ermöglichen musikalische Kreativität und verstärken die Freuden des Zuhörens.

Während des zweiten Jahrtausends veränderten sich sowohl die populären Drogen als auch die populäre Musik: Rockmusiker [z.B. die Beatles] schluckten Amphetamine, die liebestollen Hippies der Sechziger warfen LSD-Trips ein, Punks schnüffelten Leim, Anhänger der 80er-Jahre "Housemusic" nahmen MDMA und die "Funkjungs" hauten sich immer noch Ketamine [eine dem PCP ähnliche Droge] rein. Jeder neue Trend wurde gleichzeitig von einem Anstieg des Marijuana-Konsums begleitet; mit der Konsequenz, dass Inspiration, Erneuerung und Freude in der Musik des letzten Jahrhunderts von Kiffern, Anhängern des Jazz Age, Bebopmusikern, kosmischen Hippies und Trench Town Musikern erschaffen wurde. Der Effekt, den Marijuana auf das Verständnis und die Kreativität von Musik hat, ist fast universell und schwindet nicht mit der Erfahrung. Es gibt zwei Erklärungen hierfür: Verlust des Kurzzeitgedächtnisses und Verzögerung des Zeitgefühls.

Wenn ich bekifft bin, vergeht die Zeit langsamer. Mit anderen Worten, mein Denken beschleunigt sich. Musikalische Ereignisse ziehen in einer viel gemächlicheren Art und Weise vorbei und ermöglichen mir, Details und Emotionen in der Musik wahrzunehmen, die mir während des Zuhörens in normalem Zustand entgangen wären. Wenn es aber darum geht, selbst Musik zu machen, wenn man bekifft ist, geschieht Folgendes:

"Alle Noten flossen förmlich aus meiner Trompete, als ob sie schon vorher dort hergestellt, geglättet und hineingestopft worden wären, so dass ich nur noch ein wenig hineinblasen müsste, um sie auf den Weg zu bringen, eine nach der anderen, ohne Unterlass, nie im falschen Timing und alles ohne jede erdenkliche Mühe. Die Phrasierungen schienen mehr Kontinuität zu haben und ich behielt das Thema bei, ohne jemals abzuweichen. Es fühlte sich an, als ob ich jahrelang so weiter spielen könnte, ohne jemals die Inspiration und die Energie zu verlieren.

Es gab keine Anstrengungen; es war alles aus einem Guss, und plötzlich gab es keine unpassende Note oder Dissonanz auf dieser Welt, die mich beunruhigen konnte. Ich begann, mich sehr glücklich und selbstsicher zu fühlen. Mit meinem gefüllten Horn konnte ich all die Fäuste schwingenden, bösen Dinge auf dieser Welt zusammenführen, in perfekter Harmonie vereinigen und all den aufgeregten und aggressiven Menschen überall, Friede, Freude und Entspannung bereiten. Ich begann mein eigenes Millennium auf meinem Horn zu spielen und all die Sünder zur Herrlichkeit zu führen."

{Mezz Mezzrow – Really the Blues}

Der improvisierte Jazz ist in seiner Entwicklung vom Kurzzeitgedächtnis abhängig. Wenn ich kiffe, wird mein Gedächtnis schnell wieder hergestellt, was bedeutet, dass das Geschehene kein Verlust des Kurzzeitgedächtnisses ist oder von einer Fehlfunktion des Gehirns verursacht wird, sondern nur eine andere Art der Anwendung darstellt. Ich verliere lediglich die Verbindung zu Ideenketten, die normalerweise im Kurzzeitgedächtnis gespeichert werden, weil meine Wahrnehmung mehr Aufmerksamkeit verlangt als im normalen Zustand. Mein Bewusstsein ist intensiv mit Dingen beschäftigt, die fernab jeder Aufmerksamkeit für die Nutzbarkeit logischer oder linguistischer Gedankenprozesse sind. Meine Erfahrung ist interessant und fordert meine Aufmerksamkeit so sehr, dass ich mein Kurzzeitgedächtnis ignoriere, es aber nicht verliere. Wenn der virtuose Künstler seinen kontrollierten Vorsatz fallen lässt, ist das Resultat nicht Unsinn, sondern oft seine wunderbarste Kreation. Selbstvergessenheit ist die katalytische Keimzelle spontaner Kreativität.

Die amerikanische Strafanstalt Terre Haute [200 Meilen südlich von Chicago und die einzige ihrer Art mit einer integrierten Abteilung für Todeskandidaten] war die Wiege des heutigen Hip Hop [z.B. Notorious BIG]. Dort lebte ich vier Jahre lang, furchtbar nüchtern und clean und saugte die Begräbnisbeats, die verdammnisgeladenen Schwingungen und die bitteren Texte in mich auf, die sich manchmal auch auf Dope bezogen. Aber ich konnte sie nicht wirklich genießen, bis ich, ein paar Stunden nach meiner Entlassung, wieder meinen ersten Joint rauchte. In amerikanischen Gefängnissen regiert der Hip Hop, also hatte ich nie die Gelegenheit, Techno zu hören. Auch Trance oder Dance hatten keine Chance.

An meinem ersten freien Wochenende ging ich in einen Club. Die unsägliche, vollständige Voraussagbarkeit mancher Pop-Musik, die zu offensichtlichen Piano- und Synthesizereinsätze und die Brüche im Rhythmus der Perkussion, gepaart mit den unnachgiebigen Grooves, machten mich einfach nur fertig. Dann nahm ich E. Ich stellte fest, dass ich nicht denken wollte. Ich brauchte nur den Beat. Aber heute bekomm ich den schon von den Scheibenwischern meines Autos, glaube ich zumindest.

FREI VERKÄUFLICHE DROGEN

WAS MAN WO PROBLEMLOS KAUFEN KANN

Methaqualon war im Vereinigten Königreich als "Mandrax" und in Deutschland als Normi-Nox bekannt und leicht per Rezept zu erhalten. Es war in den Sechzigern Londons beliebtestes Aphrodisiakum. Ein beträchtlicher Prozentsatz der heute Dreißigjährigen wurde vielleicht gezeugt, weil viele Briten vom bis dahin populären Schlaftrunk "Horlicks" zu "Mandrax" wechselten. High zu sein wurde zu einer Art britischer Gemütlichkeit: sicher und aufregend zugleich. Die Drogenkonsumenten in Londons Stadtteil Notting Hill Gate hörten Geschichten von Hippie-Globetrottern, die tödlich verunglückten, weil sie in den Sonnenuntergang schauten und nicht auf die kurvenreichen Küstenstraßen griechischer Inseln und so vom Wege abkamen. Ausländische Krankenhäuser waren nicht besonders attraktiv und ausländische Gefängnisse auch nicht. Das wusste man schon vor dem Film "Midnight Express", der die Erlebnisse eines amerikanischen Haschisch-Schmugglers in türkischen Gefängnissen schildert. Zu Hause gab es auch die bessere Musik. Rock im Rest von Europa war absolute Scheiße. Warum sollte man also verreisen?

Allerdings wurde 1967 Mick Jagger in England verhaftet und zu einer Gefängnisstrafe verurteilt, weil er im Besitz von illegal erworbenem italienischem Speed war. Obwohl ihn ein Berufungsgericht wieder freiließ, dachten sich manche Genießer eines erweiterten Bewusstseinszustandes, dass es vielleicht wesentlich sicherer sein könnte, irgendwo im Ausland high zu werden als daheim. Es kam noch schlimmer. Man fand heraus, dass Mandrax die Fernseh-Einschaltquoten sinken ließ. Diese alarmierende Erkenntnis führte dazu, dass Ärzte Mandrax nicht mehr verschreiben durften. "Gee's Linctus" ist nicht gerade ein Aphrodisiakum und der Halluzinationseffekt von "Feminax" wird weit überschätzt. Also begannen die Drogenanhänger zu reisen.

Heutzutage geben sich Touristen eher den New Age-Sorgen hin, wie z.B. Vermeidung von Geschlechtskrankheiten oder Kosten, die dadurch entstehen, dass man die im Büro eingehenden Telefonate auf das eigene Handy im Ausland umleitet. Ich erinnere mich noch gut an die Zeit, als Auslandsreisen ganz mein Bedürfnis nach Veränderung befriedigten. In den 60ern und 70ern war es ziemlich einfach: Ich nahm einen günstigen Flug nach Ibiza, ging von der Flughafen-Apotheke direkt an den Strand voller geiler Weiber, legte mich direkt auf die Gezeitenmarke, warf das Schlafmittel "Dormidina" ein, gab mich ganz meinen feuchten sexuellen Träumen hin, genoss die Nacht und wachte bei Morgengrauen auf, weil mich die Guardia Civil mit spitzen Stöcken piekste. Das war's doch, weshalb man ins Ausland fuhr oder flog. Nach Spanien für die Tranquilizer, nach Italien für die Amphetamine, nach Südamerika für das Meskalin im Kaktus und die Coca-Mixturen, nach Marokko für Marijuana-Tee und den Khaiberpass hinauf für essbare, trinkbare und rauchbare Haschisch-Zäpfchen.

Ausländische Chemiker hatten immer etwas Zufriedenstellendes für jemand, der an Durchfall oder Hypochondrie litt. Und besonders der frohgelaunte Apotheker im Mittelmeer-Raum schien kein Problem damit zu haben, dass sein Kunde Erlebnisse hatte, die weit über den Heilprozess hinausgingen und ihn zum Laden zurückkehren ließen, um Nachschub zu holen. Im Gegensatz dazu waren britische Apotheker geradezu Drogen-Polizisten in Weiß. Man musste wirklich krank sein, um high werden zu können. Trotzdem gab es immer wieder Medizin, die zu anderen Zwecken gekauft wurde als Regulierung der Körperflüssigkeit oder zur Schmerzbekämpfung. Paracetamol ist der Hauptwirkstoff in "Panadol", "Anacin-3", "Tylenol" und in deutschen Medikamenten wie z.B. "ben-u-ron", "Captin", "Mexalen", "Paedialgon". Sie wurden ursprünglich gegen Kopfweh entwickelt, werden aber nun mehr als Beruhigungsmittel eingesetzt und erstaunlicherweise auch zur Neutralisierung des eigentlich ganz angenehmen Comedown-Effekts vom Jetlag. Wenn man Paracetamol mit Kodein mischt, kann man mit etwas Glück für kurze Zeit einen euphorischen Zustand erreichen. Beide gibt es schon zusammengemischt in "Tylenol Nr.3" und "Phenephen Nr.3". Ibuprofen, anzutreffen in "Advil", "Midol", "Motrin", "Panprin", "Rufen" [in Deutschland "Dolormin", "Imbun", etc.] und anderen schwachen Schmerztabletten, hat die zusätzlichen Eigenschaften, Muskeln zu entspannen und leichte Sehstörungen zu erzeugen. Einige Glückspilze kriegen sogar Halluzinationen, wenn sie Pseudoephedrin Hydrochlorid nehmen, das Verstopfungen der Nase auflöst und sich in allen möglichen Medikamenten von "Vick" bis "Sudafed für Kinder" befindet.

Willst du high werden, dann fliegst du nach Malta und gehst direkt zu Valettas Freiheitsplatz, wo es schon seit langem den "Chemimart" mit seinen einladenden Regalen gibt. Kauf dort "Stilnox", die Creme de la Creme der Schlafmittel, mit ähnlicher Wirkung wie "Mandrax". Dann fliegst du nach Paris. In der Champs-Elysees und der Avenue Matignon gibt es tatsächlich Drogengeschäfte, die "Drugstores" heißen, wo man geile Schlafpillen kaufen kann [„Dornomyl"]. Von Paris geht es nach Mailand, wo dir die Apotheke "Bracco" das Medikament "Novalhina" verkauft, das dich sanft wegtreten lässt und dabei jegliche Schmerzen stillt. Dann fährst du nach Spanien, wo du dir noch immer eine "Dormodina" für die Siesta genehmigen kannst oder dir ein "Prozac" zur Aufmunterung einwerfen kannst.

Die besten Medikamenten-Einkäufe kann man allerdings in der Dritten Welt machen. Probiere Südost-Asien, wo Benzodiazepin-Präparate wie etwa Valium und Librium weit verbreitete Tranquilizer sind, die es im Rest der Welt nur auf Rezept gibt. Nicht so in Thailand, wo die Behörden so tun, als wüssten sie nichts vom umfangreich dokumentierten Missbrauch dieser Drogen für Vergnügungszwecke. Ein normaler Apotheker in Bangkok findet nichts dabei, deinen Valium-Vorrat aufzustocken und dir noch das zehnmal stärkere Rohypnol dazuzugeben, das inzwischen als Vergewaltigungs-Droge bekannt ist.

Im Hinblick auf Bewusstseinserweiterung ist Großbritannien weit hinter der Dritten Welt zurück und auch noch ein ganzes Stück hinter dem restlichen Europa, in etwa gleichauf mit Amerika. Eigentlich ist Großbritannien sogar schlechter als Amerika, wo es, anders als hier in Großbritannien, einige frei verkäufliche Medikamente gibt, die den Ruf haben, aufzumuntern oder dir zu einem angenehmen Nachtschlaf zu verhelfen. Dazu gehören "Aleve", "Naprosyn" und "Novonaprox", Präparate, die Naproxen enthalten, einen nicht-steroiden Entzündungshemmer, der mir noch viel mehr brachte als nur eine schmerzstillende Wirkung. Ein Kumpel hatte ihn mir in Manhattan in einer Ladenkette namens "S & M Pharmacy" besorgt. Dort entdeckte er auch eine noch viel interessantere Droge, die "Secbarbital" heißt, aber als "Big Reds" verkauft wird. Nach ihrer Einnahme kann man nicht mehr aufhören, vor sich hin zu gickeln.

Bei einigen frei verkäuflichen Drogen sticht Amerika sogar Europa aus. Melatonin ist das beste Beispiel. Es kann in Boise, Idaho, gekauft werden, aber nicht in Amsterdam, Paris oder Madrid. Melatonin, ein Hormon, das von der Zirbeldrüse erzeugt wird, fördert den Schlaf und regeneriert. Seine Vorzüge reichen von einer sanften, aber wirksamen Einschlafhilfe bis zur Funktion als Vernichter von freien Radikalen. [Freie Radikale sind Moleküle, die Körperzellen zerstören und vermutlich entscheidend zum Alterungsprozess beitragen. Sie entstehen bei normalen chemischen Prozessen im Körper, besonders in Kombination mit Sauerstoff und Fett.] Melatonin soll angeblich das Immunsystem unterstützen und hilft nachweisbar bei der Überwindung des Jetlag.

Wenn du nicht nach Miami einschweben darfst, ist das kein Grund zur Verzweiflung. Nimm ein Flugzeug nach Johannesburg und kaufe dort Melatonin in irgendeiner Apotheke. Und bei der Gelegenheit fülle deinen Syndol-Vorrat auf. Es enthält Paracetamol, Kodein und Koffein.

Fazit: Wenn du high werden willst, musst du einen drehen oder verreisen.

RIZLA

EIN KLEINES VERWIRRSPIEL

Ich werde mich an dieser Stelle mal nicht mit Regierungen und Gesetzeshütern befassen, sondern mit "Rizla". Ich mag das Zigarettenpapier, das als "Rizla Blue" bekannt ist, aber ich mag nicht die Linkswichser, die diesen Laden betreiben. Ich rief also bei der Zentrale an und fragte mit amerikanischem Akzent:

"Wo befinden Sie sich?"

"Llantrisant."

"Ihr Waliser habt ja putzige Ortsnamen. Was bedeutet das denn?"

"Llanrisant bedeutet die Kirche der drei Heiligen. Es ist ein ziemlich bekannter Ort, kann ich Ihnen sagen. Wir haben hier die königliche Münzstätte."

"Die königliche Münzstätte! Wow! Das ist doch so etwas Ähnliches wie Fort Knox, oder?"

"Das würde ich nicht sagen. Hier drucken sie nur Geld."

"Sie meinen, das ist eine kleine Zweigstelle unserer Federal Reserve Bank zum Drucken von Dollars?"

"Nein, sie prägen die Scheine und Münzen unseres Königreichs."

"Alles einerlei. Aber das ist ja ganz nett. Wie sieht es denn mit dem Immobilienmarkt aus?"

"Um ehrlich zu sein, das weiß ich nicht. Darf ich mal fragen, wer Sie sind, Sir, und warum Sie anrufen?"

"Sie erkennen meine Stimme nicht? Ich bin Ihr neuer Boss. Wenn ich nicht als Verbindungsoffizier zwischen der US-Drogenbehörde und der Initiative zur Vergiftung und Verseuchung der Dritten Welt arbeite, verkaufe ich Tabak – scheißegal an wen. In anderen Worten: Ich bin Imperial Tobacco und habe gerade Ihren kleinen Rizla-Laden über meine Aktiengesellschaft Imperial Tobacco für 185 Millionen gekauft. Ich musste dafür drei Schecks ausfüllen."

"Das tut mir leid, Sir, aber ich hatte davon keine Ahnung."

"Sie hatten mal eine clevere Präsidentin da bei Ihnen namens Maggie Thatcher, nicht wahr? Na, und die arbeitet für eine andere Aktiengesellschaft, die mir gehört: Philip Morris."

"Sie kennen also Margaret Thatcher persönlich?"

"Ich sehe diese Tussi jetzt nicht mehr so oft. Aber ich habe viel mit ihr und ihrem Mann Dennis zusammengearbeitet. Von ihm bezogen wir 'Paraquat' zum Besprühen der mexikanischen Dope-Felder. Sie erinnern sich bestimmt an diesen Schwindel mit diesen Junkies, die sich darum bemühten, sicheres Dope zu kriegen. Wir besprühten die Dope-Plantagen mit Gift. Damit war das Thema erledigt. Das ist ja nun schon eine Weile her. Wie auch immer, ich glaube, wir haben einen walisischen Vize-Präsidenten, der sich um die Marktstrategie für euch kümmern wird, bis ich es mal zu euch schaffe. Er spricht genau wie Sie. Kümmern Sie sich ein bisschen um ihn. Zeigen Sie ihm die königliche Münzstätte."

"Mit Vergnügen, Sir."

Am nächsten Tag rief ich Rizla in Llantrisant mit einem walisischen Akzent an:

"Hallo. Mein Boss sprach gestern mit Ihnen. Ist dort das Kaff mit der Münzstätte?"

"Ja, hier ist Llantrisant."

"Also ich habe da eine Frage. Wissen Sie, dass das Kingsize-Zigarettenpapier von Rizla dazu genutzt wird, illegale Joints und Spliffs zu drehen, die Marijuana und Haschisch enthalten?"

"Nein, nein, Sir. Das stimmt wirklich nicht. Das wurde schon öfters behauptet, aber unsere Marktanalysen haben ergeben, dass Kingsize-Rizlas fast ausschließlich von Truckern gekauft werden, die lange Zigaretten für ihre Langstreckenfahrten mögen. Wissen Sie, die brauchen dann nicht so oft anzuhalten, um sich eine zu rollen. So sparen sie sich Zeit und Geld. Das muss sich wohl rumgesprochen haben. Wir verkaufen tonnenweise."

"Aber warum werden sie in Supermärkten und Zeitungsläden verkauft und nicht auf Raststätten? Hören Sie mal gut zu: Ich habe selbst ein bisschen recherchiert. In allen Raststätten, in denen ich war, konnte ich nur Rizlas in der Normalgröße kaufen. In keinem der Headshops, Tabakläden oder Zeitungsläden, in denen ich war, sah ich einen Trucker die Kingsize-Rizlas kaufen. Die werden von allen möglichen anderen Leuten gekauft: Kids, Säufern und sogar Guardian-Lesern."

"Dazu kann ich mich nicht äußern. Wir machen hier am Ort keine Marktanalysen."

"Das stimmt mich sehr bedenklich. Hier wird eine gute Gelegenheit verpasst. Das Kingsize-Rollpapier wird in Wales von Arbeitern produziert, die keine Ahnung haben, dass mit einem bisschen Gespür für Marketing Millionen mehr verkauft werden könnten. Es ist nicht ihr Fehler. Sie wissen nicht, dass es Dopeheads sind, die das lange Zigarettenpapier kaufen und nicht Lastwagenfahrer. Ich empfinde es als meine Pflicht, ihnen das zu sagen. Schließlich geht es um mein Vaterland und wir haben eine Menge Arbeitslose."

DIE NAZI-DROGEN

SPURENSUCHE IN DEUTSCHLAND

Ich fuhr nach Heidelberg.

Ich machte in Weinheim halt, wo mein alter Kumpel Werner Pieper lebt. Werner verwendet viel Zeit darauf, Dope-Musik und -Literatur zu archivieren und psychedelische Versuche durchzuführen. Seine Rasta-Zöpfe hat er vom Koreanischen Institut für Plastikhaar in Frankfurt. Er ist der Typ, dem Pink Floyd den Song "Piper at the Gates of Dawn" widmeten.

Ich rief ihn an.

"Werner, sind die Nazis noch am Ruder?"

"Total, Howard. Aber jetzt kommen sie nicht aus Frankfurt und Hamburg und vernaschen keine Boys, sondern sie kommen aus Boise, Idaho, und essen Hamburger und Frankfurter. Heidelberg ist das europäische Hauptquartier für die 7. US-Armee [HQ USAAREUR/7A], für die Central Army Group CENTAG und für den 4. Taktischen Airforce-Verband [4ATAF]."

"Um was kümmern sich denn diese amerikanischen Nazis, Werner?"

"Hauptsächlich um Drogen. Die Angelegenheit ist ein bisschen komplexer: Kontrolliere die Gehirne der Leute durch Dope und Falschinformationen. Wenn's nicht funktioniert, bring sie einfach um. Das ist der Grund für die Kriege der deutschen und der amerikanischen Nazis."

"Moment mal, Werner. Die Briten führen auch Kriege. Und wir sind keine Nazis."

"Natürlich wart ihr auch Nazis. Bis oben hin. Der erste gemeinsame König von England und Schottland war Jakob I. Seine Tochter Elisabeth Stuart kam nach Heidelberg, wo sie mit unserem König Friedrich V. bumste und ihn dann heiratete. Seit dieser Zeit seid ihr Briten von Nazis kontrolliert worden, vom Königshaus Hannover und dem Rest. Britannia mag die Meere beherrscht haben, aber die Nazis beherrschten Britannia. Auch Queen Victoria wurde hier in Heidelberg erzogen. Das britische Empire war ein einziger Nazi-Trip. Schau dir nur den Opium-Krieg an. Schau dir die Länder an, die von den Briten kolonisiert wurden: Indien, Burma, Jamaika, Nigeria – alles wichtige Dope-Produzenten. Schau dir die Bermudas, Hong Kong und die Cayman-Inseln an – die größten Geldwaschanlagen."

"Warum haben wir dann aber zwei Weltkriege gegeneinander geführt, wenn wir auf derselben Seite stehen?"

"Um unsere größten Arschlöcher loszuwerden, Howard. Jedes Land hat welche."

"Aber wie kontrollieren die Nazis das Dope-Geschäft? Ich dachte, wir Dope-Dealer hätten die Sache in der Hand."

"Gerade deswegen gibt es den Krieg gegen Drogen. Das größte Problem der Nazis war, dass sie keine Droge entdecken konnten, die es ihnen möglich gemacht hätte, Menschen in hirnlose, aggressive Mörder umzupolen. Alle Drogen schienen die Leute anzutörnen und zu entspannen. Die Ausnahme bildeten vielleicht amerikanische Zigaretten und lasches europäisches Pils. Heidelberg ist seit Jahrhunderten Deutschlands Alkohol-Hauptstadt, genau genommen seit 1600. Heidelberg ist Deutschlands Tabak-Zentrum seit 1945, als die US-Armee die Heidelberger Tabak-Fabrik "Landfried-Haus" gegenüber dem Hauptbahnhof übernahm. Die Yankees schnitten uns von den exzellenten türkischen Tabaken und von unseren regionalen Produzenten ab und zwangen uns praktisch, den Abfall aus Virginia zu verwenden. Aber viel interessanter ist für dich vielleicht das Deutsche Apotheken-Museum im Heidelberger Schloss."

Werner hatte Recht. Das Zubehör und das Inventar im Apotheken-Turm gefielen mir: Theken, Schalen zum Blutauffangen, Arznei-Kisten. Ich blickte auf ein Dorado für Dope-Hersteller: Destillier-Kolben, Glas-Retorten, Filtriertrichter, Schmelztiegel, Blasrohre, Pipetten, Saugheber, Stößel, Mörser, Waagen, Gewichte, Pulver-Mixer, Lakritz-Raspeln, Pillen-Drehmaschinen, Tröge, Schneidbretter, Siebe, Medizin-Löffel, Saftpressen, Salben-Mixer, Tabletten-Schneider, Pastillen-Pressen, Uringläser, Muttermilch-Pumpen, Klistierspritzen aus Zinn. Die Schaukästen waren voll mit einer Vielfalt von Dope, wie ich sie noch nie gesehen hatte: Tausende von Chemikalien, die das Gehirn anregen: freundliche Pflanzendrogen wie Opium, Morphium und Haschisch. Gefährliche Pflanzendrogen wie Curare, das südamerikanische Pfeilgift und eine schwindelerregende Sammlung von Drogen tierischen Ursprungs, einschließlich zerstoßener Kröten, gemahlener Eidechsen und Teilen von menschlichen Mumien. In einer Sonderabteilung mit Aphrodisiaka gab es Spat, ein Mineral, das aus den analen Drüsen von Bibern gewonnen wird. [Stell dir nur mal vor, du musst bei einem Biber am Arsch zurzeln, damit du einen Steifen kriegst.]

Wir betraten eine Kapelle voll mit Opfergaben, meist Kröten, für die Götter der Genesung. Die Erklärung war, dass Kröten die weiblichen Genitalien symbolisieren.

Die Wände waren bedeckt mit Gemälden, die alle möglichen Heiligen darstellten: Sebastian, Rosalia, Vitus, Rochus, die Schutzheiligen gegen die Pest. Damian, der Schutzheilige der Apotheker und sein Zwillingsbruder Cosmas, mit einem Uringlas in der Hand, als Schutzheiliger der Ärzte, die Pisse testen. Überragt wurden diese Gemälde von einem, das im Hintergrund lauter Dope-Gefäße zeigte und im Vordergrund einen Typ mit einem Heiligenschein, der eine Dope-Waage hochhielt. Das war der Chef persönlich: Jesus Christus, der oberste aller Dope-Dealer.

Bevor wir gingen, bemerkte ich eine besonders hervorgehobene Opfergabe: eine Mischung von Einhorn-Pulver, in Affenhaut gewickelte Aloe und ein Bezoar-Stein [ein mineralisierter Haarball, der aus den Därmen persischer Ziegen stammt]. Die Merck AG in Darmstadt hatte ihn gestiftet, zusammen mit dem erwähnten größten Ausstellungsstück. Diese Gesellschaft musste zum harten Kern des Drogengeschäfts gehören. Dem wollte ich auf den Grund gehen. Ich fuhr nach Darmstadt.

Um die Mitte des 17. Jahrhunderts wurde Friedrich Jakob Merck in Schweinfurt geboren und erzogen. Er entwickelte sich zu einem ausgesprochenen Verehrer von Drogen und gründete eine Drogen-Fabrik, die er "Engel-Apotheke" nannte. Er beschloss, die "Engel-Apotheke" in Darmstadt anzusiedeln, also in der Stadt des Darms. [Damit sind wir wieder beim persischen Ziegendarm.] Seitdem befindet sich diese Drogen-Fabrik im Besitz der Familie.

Um 1900 waren ca. eintausend Merck-Angestellte voll damit beschäftigt, eine ganze Palette von chemischen Produkten herzustellen. Die Apotheke der Engel überlebte ganz gut den Ersten Weltkrieg, wurde aber unmittelbar nach Ende des Zweiten Weltkriegs von der amerikanischen Armee besetzt. Kaum einen Monat später stellten die pharmazeutischen Engel schon wieder Dope her – unter der Regie der Amerikaner. Mercks Produktpalette umfasst mehr als 20.000 Erzeugnisse mit Produktionsstätten in über 25 Ländern. Dazu hat Merck noch 170 Geschäftspartner in weiteren 46 Staaten. Mercks Propaganda lässt geflissentlich aus, dass die pharmazeutischen Engel aus der Stadt des Darms im Jahre 1912 Ecstasy entdeckten und herstellten. 1914 wurde ihnen ein Patent zur Herstellung von

MDMA [3,4-Methylendioxy-N-methylamphetamin] erteilt. Mercks offizielle Geschichtsschreibung versäumt auch zu erwähnen, dass Merck jahrzehntelang mehr Kokain-Hydrochlorid verkauft hat als alle kolumbianischen Drogenkartelle zusammen.

Und noch etwas: Europas Antwort auf die NASA ist die European Space Agency [ESA], die vom European Space Operations Centre [ESOC] in Darm-Stadt betrieben wird. Die Deutschen mögen Pimmel. Bewusstseinserweiternde Pilze und Weltraumraketen sehen beide wie Pimmel aus. Es waren Deutsche, die LSD, MDMA usw. entdeckten. Es war ein Deutscher namens Hermann Ganswindt, der 1891 auf den Gedanken kam, eine Weltraumrakete, einen riesigen Pimmel mit einem Männchen innen drin auf den Mond zu schießen, auf das Mutter-Symbol. V2-Lenkraketen waren unbemannte Raketenbomben, die London im letzten Krieg schwer beschädigten. Wesentliche Experimente dafür fanden in der Stadt des Darms statt. Heute wird jedes in Deutschland hergestellte Kondom in der Stadt des Darms getestet. Bis 1945 war Wernher von Braun der Leiter des Nazi-V2-Programms. Danach haben von Braun und Konsorten ihre Essgewohnheiten von Wurst auf Apple Pie umgestellt. Ansonsten hat sich nichts geändert.

DER DROGENKRIEG

RICHARD NIXON UND DIE DEA

Der erste, der den Begriff "Krieg gegen Drogen" benutzte, war Richard "Tricky Little Dick" Nixon. Das war im Jahre 1971. Tricky Little Dick war ein knallharter Schuft, der sich ganz nach oben, bis ins Weiße Haus getrickst hatte. Um die normalen Menschen abzulenken, verkündete er, dass der wahre Feind nicht ein Gelber mit Schlitzaugen sei, sondern eine Pflanze, die Wohlbefinden erzeugt.

Um diesen Standpunkt unter Beweis zu stellen, spielte Tricky Little Dick in Peking Tischtennis und verkündete den Krieg gegen Drogen. Dafür brauchte er zunächst einmal nicht viele Waffen. Schließlich haben die meisten Pflanzen ja keine Waffen. Aber er brauchte einen Haufen hirnloser Holzköpfe, und so gründete er die DEA, die Drug Enforcement Administration [Drogenbekämpfungsbehörde]. Dann besorgte sich Tricky Little Dick eine neue Luftwaffe und sprühte Gift auf Pflanzen in Südamerika. In Amerika gab es nie eine Bewegung für die Rechte der Pflanzen, so dass sich niemand auch nur die Bohne um Tricky Little Dicks Mätzchen kümmerte, bis er erwischt wurde, als er ins Watergate Hotel einbrechen ließ und seine Freunde und Feinde ausspionierte.

Dann wurde eine Erdnuss US-Präsident. Er war sehr nett und sehr klug. Folglich wollte ihn die Bevölkerung schnell wieder loswerden und wählte ihn nicht wieder. Somit hatten die Amerikaner nunmehr [1980] endgültig die Realität aus den Augen verloren und beschäftigten sich nur noch mit Slapstick, Plastik-Popcorn und Filmen. Damit blieb nichts anderes übrig, als einen Cowboy-Darsteller namens Ronnie zum Präsidenten zu machen.

Niemand, auch nicht Pflanzen, möchte mit Amerikanern Krieg spielen, weil sie bescheißen, lügen, Kaugummi kauen und zu viel quatschen. Sie nahmen den Indianern alles weg und versklavten den Reggae. Wenn Amerikaner keine Feinde mehr haben, bekämpfen sie sich untereinander. Es gibt kein Amerika ohne Bürgerkrieg. Heute herrscht Bürgerkrieg zwischen denen, die Dope nehmen und denen, die dagegen sind.

Wenn einem Land der Krieg erklärt wird, nimmt dieses Land die Erklärung entgegen und erklärt seinerseits den Krieg. Daher nehmen die amerikanischen Dope-Konsumenten den Krieg gegen die Drogen an und erklären ihrerseits den Arschlöchern den Krieg.

Also, ihr Dope-Konsumenten Amerikas, versammelt euch vor den Kindergärten und Schulen. Sie haben euch verteufelt. Sie behandeln euch wie Teufel. Also, seid endlich Teufel. Seid Drogen-Agenten. Zwingt sie, Drogen zu nehmen.

Besorgt euch ein richtig lautes Lautsprechersystem, Wasser-Spritzpistolen, Schutzkleidung, Stinkbomben, Löwenscheiße [um Polizeipferde und -hunde zu erschrecken], Cheese [die Droge, nicht den Käse!], ein paar Nutten und vielleicht einen Gummischlauch voller drogenfreier Pisse, den ihr anstelle von euren Schwänzen beim nächsten Urintest herausholt.

DAS AMERIKANISCHE KNASTSYSTEM

WAS MAN WISSEN MUSS UND WAS MAN DORT LERNT

Vom Berg Malones spähen Touristen mit Ferngläsern sowjetischen Ursprungs auf die US-Navy Base Guantanamo Bay. Die Kubaner haben geschickt ein Symbol der Beherrschung durch Amerika [„der Dolch in Kubas Herz" – Castro] in eine Touristen-Attraktion umgewandelt. Guantanamo Bay wurde zum ersten Mal 1898 an die USA verpachtet. Seit dem spanisch-amerikanischen Krieg spielte es eine wichtige Rolle für die US-Navy. Vom Rest Kubas ist das Gebiet so abgesperrt, wie es an den Grenzen des Kalten Krieges üblich war: ein Sicherheitskordon aus Kakteen, Wachtürmen, Minenfeldern und hai-verseuchten Gewässern. Guantanamo gilt als die sicherste und am meisten isolierte Übersee-Besitzung der Vereinigten Staaten. Trotz der starken kubanischen Kritik an der amerikanischen Bombardierung Afghanistans erhob Kuba keinen Einspruch gegen die Internierung von Taliban-Kämpfern in Guantanamo Bay, ja, es bot sogar medizinische und sanitäre Hilfe an, um eine menschliche Behandlung sicherzustellen. Da gegen Afghanistan und die Taliban kein Krieg erklärt wurde, behandelt man die dort Festgesetzten nicht als Kriegsgefangene. Auf jeden Fall haben die USA keine Konzentrationslager. Wichtiger ist, dass die Amerikaner weit mehr herausfinden wollen als Namen, Alter und militärischen Rang ihrer Gäste. Zudem sind sie damit beschäftigt, dem Medien-Zirkus genug Material zu liefern, das die missliche Lage der Gefangenen einerseits zeigt und andererseits kaschiert. Die Genfer Konvention verbietet solche Mätzchen eindeutig. Aber die USA haben genug Erfahrung mit allen erdenklichen Formen der Einkerkerung.

Jeder der 50 amerikanischen Staaten hat seine eigenständige Justizverwaltung. So auch Washington und der Rest des Sondergebiets "District of Columbia" [D.C.]. So auch Guam, die Virgin-Inseln und zahllose andere Übersee-Besitzungen der USA. Zusammen haben die diversen staatlichen Stellen mehr als zwei Millionen Menschen für Delikte wie Diebstahl, Mord, Vergewaltigung und Kindesmissbrauch eingesperrt. Keine andere Nation hat einen ähnlich großen Prozentsatz ihrer Bevölkerung in Gefängnisse gesteckt. Zusätzlich hat die Zentralregierung ihr eigenes Justiz-System geschaffen, das über den genannten Justizbereichen steht und seinerseits noch mehrere Hunderttausend Individuen zusätzlich gefangen hält. Vergehen auf der Bundesebene bedrohen die nationale Sicherheit, auch wenn Bundesbehörden und Einrichtungen betroffen sind, die bundesweit versichert sind. Dazu zählen ebenfalls Vergehen in Indianer-Reservaten oder solche, die zwei oder mehr Einzelstaaten betreffen und solche, die sich auf Drogen-Schmuggel beziehen [75 % der Insassen von Bundesgefängnissen sitzen wegen Drogenvergehen ein]. In Bundesgefängnissen findet man Indianer-Krieger, Terroristen, Bankräuber, Präsidenten-Mörder, Spione, Zuhälter, Drogen-Schmuggler und Verurteilte, die Einzelstaaten zu viel Schwierigkeiten bereiteten. Um das breite Spektrum der Missetäter angemessen unterzubringen, betreibt die US-Bundesbehörde für Gefängnisse Einrichtungen mit unterschiedlichen Sicherheits-Stufen. Die Kategorien richten sich nach Merkmalen wie Außenpatrouillen, Maschinengewehr-Türme, Mauern, Zäune, Überwachungs-Apparate, Zahl der Gefangenen pro Wärter und Haftbedingungen. Von den mehr als einhundert Anstalten kamen sechs in die höchste Sicherheitsstufe, geeignet für die Unterbringung der gewalttätigsten und gefährlichsten Verbrecher dieser Welt. Diese Anstalten heißen United States Penitentiaries [USP] und haben einen schlechten Ruf wegen der Morde und Vergewaltigungen, die dort passieren. Sie sind Amerikas Gladiatoren-Schulen, eine Kampf-Arena für brutale Gefängniswärter, schwarze Gang-Leader aus amerikanischen Innenstädten, Motorradfahrer und Psychopathen. Über die Hälfte der Gefangenen in USPs werden niemals mehr freikommen.

Normale Bürger werden aus vier Gründen eingekerkert: um andere als warnendes Beispiel von Vergehen abzuhalten, um den Verbrecher umzuerziehen und zu rehabilitieren, um den Rachedurst der Gesellschaft zu befriedigen [indem sichergestellt wird, dass der Verbrecher seine gerechte Strafe kriegt] und um die Gesellschaft vor verbrecherischen Handlungen zu schützen. Die höchsten Gefängnisstrafen sind vielleicht in der Lage, einen potenziellen Verbrecher von seinem Vorhaben abzubringen, wenn die Aufklärungsrate hoch ist. Die US-Aufklärungsrate für die meisten Vergehen, besonders im Bereich Drogenkonsum, ist nahezu Null. Hohe Rükkfallquoten haben amerikanische Behörden davon überzeugt, dass Gefängnisse weder in der Lage sind umzuerziehen noch zu rehabilitieren. Also kümmern sie sich auch nicht mehr darum. Entlassung auf Bewährung wurde abgeschafft. Folglich hat die amerikanische Strafrechtspraxis nur zwei Aufgaben: Erstens durch Bestrafung rächen. Zweitens den Verbrecher von der Gesellschaft zu trennen, entweder durch Verhängung der Todesstrafe oder durch die dauerhafte Verwahrung in sicheren Anstalten.

Vor zehn Jahren hatte ich hängende Schultern und einen Bauch. Ich war physisch schwach, finanziell total abgebrannt, feige und zimperlich. Ich vermied panisch Gewalt und Blut. Bald danach wurde ich Zeuge von Gang-Vergewaltigungen, Erdrosselungen mit Gitarren-Saiten, Stichverletzungen in Herzen, Lungen und Nieren, versuchten Enthauptungen und Raufereien von 200 Leuten, die sich gegenseitig mit selbstgebastelten Schwertern, Küchenmessern und Glasscherben zerstückelten. Ich wurde gefühllos und teilnahmslos gegenüber jeglicher Form von Blut, Hysterie und Leid. Ich war mehrere tausend Kilometer weg von zu Hause und nicht in der Lage, mit einem einzigen Freund, Verwandten oder Landsmann zu kommunizieren. Ich hatte in der Regel minimalen Platz zur Verfügung, umgeben von NATO-Stacheldrahtzaun, Suchscheinwerfern, Elektrozaun und patrouillierenden, uniformierten Psychopathen, denen es in den Fingern juckte, ihr Maschinengewehr zu benutzen, jedes Mal, wenn sie mich zur Toilette eskortierten. Die Palette der Wächter reichte vom fetten, größenwahnsinnigen Militärtyp bis zum fetten, hirnlosen ausgemusterten örtlichen Ku-Klux-Klan-Funktionär. Ihre Hobbies waren, auf Tiere schießen und in Bars herumhängen. Einer war schon einmal verhaftet worden, weil er nackt herumgelaufen war, ein anderer, weil er Drogen hereingebracht hatte und noch ein anderer, weil er in einer Porno-Erpresserband mitmachte. Der Gefängnispfarrer war schon verhaftet worden, weil er Heroin hereingeschmuggelt hatte. Der Oberaufseher war permanent betrunken. Ich teilte mein Los mit Indianer-Kriegern, Terroristen, Bankräubern, Präsidenten-Mördern, Spionen, Zuhältern, Mafiosi, Stadtguerillas, Kinderschändern, Serienmördern, Kannibalen, Vergewaltigern, Massenmördern und Sadisten. Ich hatte keine Wahl hinsichtlich Essen, Kleidung, Beschäftigung, Bettzeiten, Aufstehzeiten, Arbeitszeiten, Raumgestaltung oder Gesprächspartnern. Ich musste einen fluoreszierenden, orangefarbenen Trainingsanzug tragen, der vorne ein Schloss hatte, und eine orangefarbene Mütze. Fernseh- und Fotoreporter durften meine Ankunft und meinen Abtransport nicht aufnehmen. Ich hatte keinerlei Zugang zu Fernsehen, Radio, Musik, Computer oder Telefon. Ich befand mich im Bauch des amerikanischen Ungeheuers. Ich hatte in unverzeihlicher Weise gegen bestimmte Empfindungen in Gottes höchst eigenem Land verstoßen.

Fast ein Jahr lang wurde ich jeden Tag "mit Diesel" therapiert, d.h. in sinnloser Weise von einem Gefängnis zum nächsten kutschiert. Ich wurde um 3 Uhr morgens geweckt und für drei Stunden in eine kalte, feuchte und dreckige Zelle gesperrt, wo man mich fotografierte und meine Fingerabdrücke abnahm. Schwer bewaffnete US-Sheriffs durchsuchten mich mindestens sieben Mal. Sie nahmen mein Gebiss heraus und zogen meine Vorhaut zurück, um da nach meiner neuesten Ausbruchswaffe zu suchen. Ich wurde medizinisch untersucht und mit Antibiotika gespritzt. Dann wurde ich in Ketten gelegt, mit Handschellen und mit Fußeisen gefesselt. So schlurfte ich bei Frosttemperaturen in einen Gefängnisbus. Eine schwarze Eisenkiste mit Schloss war an meine Hüfte gekettet und schränkte die Bewegungsmöglichkeiten meiner Hände zusätzlich ein. Im Gericht wurde ich für maximal vier Stunden in den eigentlichen Gerichtssaal gebracht, aber für mehrere Stunden in der dortigen Gefängniszelle eingesperrt und danach wieder irgendwo hingebracht, in eine andere Zelle, einen Käfig oder auf den blanken Boden in einem anderen Gefängnis, einem County-Gefängnis, einem Luftwaffenstützpunkt oder einem Armee-Lager-Knast. Man sagte mir nie, wo ich war. Ich durfte nicht vor Mitternacht schlafen. Bücher oder Zeitungen waren nicht erlaubt. Unter diesen Bedingungen versuchte ich, gegen die US-Regierung meine Freilassung zu erstreiten.

Ich war kein Taliban, kein Terrorist, kein Kriegsgefangener und kein Freischärler{1}. Ich war ein walisischer Angeber aus der Arbeiterschicht, der wegen Cannabis-Schmuggel verhaftet wurde und der mit ziemlicher Wahrscheinlichkeit einer lebenslangen Gefängnisstrafe entgegensah. Das war nun etwas total anderes, als mit einem Wochenende in Polizeigewahrsam zurecht zu kommen oder mit ein paar Wochen in Untersuchungshaft, während der jemand versuchte, die Kaution zusammenzukriegen, und auch etwas anderes als ein paar Jahre im Knast. Ich musste schauen, wie ich als lebendig Begrabener überleben konnte.

Die einzige sichere Methode, lebenslängliches Gefängnis zu vermeiden, war, gegen meine Familie und meine Freunde auszusagen. Meine Loyalität und mein Ethos hätten geopfert werden müssen zugunsten einer Unterordnung unter die Gesetze und Regeln von Gottes eigenem Land. Ich hätte ein Informant, ein Polizeispitzel, ein Verleumder, ein Maulwurf, ein U-Boot, ein Doppelagent, eine Ratte, ein Judas werden müssen und hätte für alle Ewigkeit auf dem Grunde von Dantes Hölle liegen müssen. Und ich hätte niemals mehr meinen Eltern oder meinen Kindern in die Augen schauen können. Das konnte ich also nicht machen. Ich hätte lieber den Geist aufgegeben und wäre lieber in einem Gefängnisfriedhof geendet, der Ruhestätte derer, die schon vergessen werden, bevor sie sterben. Ich klammerte mich an die Hoffnung, die Vereinigten Staaten würden vielleicht eines Tages menschlich und vergebungsbereit und ich würde in hohem Alter wieder die Welt da draußen betreten können. Allerdings würde ich dann hasserfüllt, arbeitsunfähig und nutzlos sein. Niemand würde meinen langweiligen Geschichten von Schmerz, Blut und Depression zuhören wollen. Ich würde alt, impotent und hässlich sein. Ich würde an Discos vorbeigehen und mich daran zu erinnern versuchen, wann ich das letzte Mal tanzte. Lohnte es überhaupt, darauf zu warten?

ÜBERLEBENSTIPPS FÜR MENSCHEN IN AMERIKANISCHEN GEFÄNGNISSEN

- Sei dir bewusst, dass sie dich da draußen fast total vergessen haben und dass du ein Ärgernis für alle bist, die sich an dich erinnern.
- Keiner weiß, was er dir schreiben oder schicken soll.
- Das Leben ist für sie viel leichter, wenn sie dich vergessen. Das tun sie, aber nimm es nicht persönlich.
- Nimm dich selbst nicht zu ernst. Auch in der freien Welt hast du kaum die Dinge unter Kontrolle. Du warst und bist bedeutungslos. Du kannst nur deine Haltung gegenüber dem, was passiert, kontrollieren. Das aber dann total.
- Zeige nicht deine Furcht oder sonstige emotionale Bedürfnisse.
- Halte dich körperlich fit.
- Nimm dir fest vor, deinen Mitgefangenen zu helfen und sie zu unterstützen. Das ist einfach und bringt keine Nachteile.
- Bewahre deine Persönlichkeit, deinen religiösen Glauben und deinen Ehrenkodex.
- Gib den Kampf nicht auf. Der US-Regierung wäre es nur recht, wenn du im Gefängnis verrotten würdest. Du hast das Gefühl, du kannst nicht gewinnen. Es gibt keinen Weg nach draußen. Aber es gibt keine Alternative: Gewinne oder verliere.

PERSÖNLICHE ANMERKUNGEN:

Im Juli 1988 wurde ich in meinem Haus in Spanien von bewaffneten Agenten der amerikanischen Drug Enforcement Administration [DEA] verhaftet und in das Terroristengefängnis von Madrid gesteckt. Achtzehn Monate später wurde ich an die Vereinigten Staaten ausgeliefert. Ich wartete elf Monate auf meinen Prozess. Während dieser Zeit wurde ich viel herumkutschiert und "besuchte" mehrmals folgende Anstalten: Miami Metropolitan Correctional Center, North Dade County Jail, Fort Lauderdale County Jail, West Palm Beach County Jail, El Reno [Oklahoma] Federal Correctional Institute, Aliens Detention Center Oakdale, Louisiana und USP Atlanta, Georgia.

Ich wurde schließlich zu 25 Jahren Gefängnis verurteilt mit Aussicht auf vorzeitige Entlassung auf Bewährung [entgegen der erwarteten Verurteilung auf Lebenszeit ohne Bewährungsmöglichkeit]. Ich wurde ins Bundesgefängnis in Terre Haute, Indiana, gebracht, dem einzigen Bundesgefängnis mit einem Trakt für zum Tode Verurteilte, wo vor nicht gar zu langer Zeit die Vereinigten Staaten einen weißen, christlichen, durch und durch amerikanischen Boy [Timothy McVay] wegen Terror-Verbrechen hinrichteten.

Ich erhielt die frühestmögliche Entlassung auf Bewährung und kam im April 1995 frei.

Fußnote:

1} Die Bush-Regierung hat nach dem Anschlag vom 11. September 2001 den Begriff "unlawful combatant" {ungesetzlicher Kämpfer} eingeführt, den es im internationalen Kriegsrecht nicht gibt. Dort sind klar definierte "Kriegsgefangene" vorgesehen, die bestimmte Rechte haben. Solche Rechte verweigert die Bush-Regierung eben den "unlawful combatants" wie z.B. in Guantanamo.

MEIN KUMPEL BILL

ALS BILL CLINTON IN OXFORD NICHT INHALIERTE

Vor sechs Jahren, als ich mich gerade im Kampf gegen eine 25jährige Haftstrafe befand, hörte ich das erste Mal von Bill Clinton. Er war der Präsidentschaftskandidat der Demokraten und hatte Georg Bush senior, diesen elenden Sack Durchfall, als Gegner. Clinton kam ziemlich cool rüber: Er hatte Drogen genommen, sich nicht mit massenmörderischen Vietnamesen herumgeschlagen und seinen Schwanz in mehr als nur ein Loch gesteckt. Das war genau das, was Amerika noch brauchte, um es aus seiner selbst gegrabenen Jauchegrube aus Puritanismus, Kotze und Perversion zu befreien: Ein Dope rauchender, herumvögelnder Drückeberger. Sehr bald schon wäre ich raus aus dem Knast.

Ein zwei Meter großer Schließer rannte fast meine Zellentür ein.

"Marks. 41526-004. Besuch."

Besuch? Wer zum Teufel wollte mich besuchen? Meine Kinder waren zu jung, meine Eltern zu alt. Meine Frau durfte nicht ins Land. All' meine Freunde waren Dopeschmuggler und durften nicht so nah ans Feuer. Noch vier Schließer kamen, legten mir Handschellen und Fußfesseln an und führten mich im Froschmarsch zum Untersuchungsraum.

"Wer will mich sehen?"

"Beug dich einfach nur nach vorn, Marks und spreiz deine Backen, während ich in deinen Arsch gucken kann."

Der riesige Schließer und ich gingen in den Besuchsraum und setzten uns an einen Tisch.

"Ich red' nicht mit Bullen."

"Keine Sorge Marks; dieser Besucher ist aus deinem Land."

"Ich red' auch nicht mit britischen Bullen."

Eine tittenlose Dame mittleren Alters mit langen Beinen und Blasmäulchen klapperte an meine Seite. Entweder ich hatte Röntgenaugen entwickelt oder ihr Minikleid war durchsichtig.

"Herr Marks, ich bin Mary Frances Soop, eine freischaffende Journalistin aus England."

Wir schüttelten uns die Hände. Sie setzte sich und gab einen Blick auf ihr gelbes Höschen frei.

"Wie haben Sie bloß die Erlaubnis bekommen, mich zu besuchen? Ich versuche schon seit

Jahren mit Journalisten zu sprechen."

"Das liegt in der Natur der Sache. Wärter!"

"Ja, Fräulein Soop."

"Darf ich privat mit Herrn Marks reden?"

"Ich befürchte nein, Fräulein Soop."

"Warum nicht?"

"Das liegt in der Natur der Sache, Fräulein Soop."

"Ich verstehe. Herr Marks, wir wissen, dass Sie während Ihrer Studienzeit in Oxford ein Zimmer mit Bill Clinton bewohnt haben. Steht alles in den Akten."

Der Schließer mischte sich ein.

"Marks, da dies hier einen zukünftigen Präsidenten der Vereinigten Staaten betreffen könnte, rate ich Ihnen, nichts zu sagen, was die gute Ordnung der Gefängnisregeln stören könnte."

Was zum Teufel passierte hier? Ich wusste, dass ich das ein oder andere aus meiner eher umnebelten Studentenzeit vergessen habe, aber ich war mir verdammt sicher, dass ich niemals mit einem Ami zusammengelebt habe, bevor ich in einen amerikanischen Knast einfuhr. Sind sowieso alles dumme Schwänze.

"Herr Marks, haben Sie über Ihre Tage mit William Clinton irgendetwas zu sagen", fragte das

beharrliche Fräulein Soop.

"Ich glaube nicht, dass es Bill gegenüber fair wäre, jetzt darüber etwas zu sagen. Ich würde es förmlich hassen, einem alten Oxford-Kumpel die Möglichkeit zu versauen, Präsident zu werden."

"Gut, Marks, dann gehen wir jetzt."

Wusste ich es doch! Man hatte mir die entscheidende Trumpfkarte zugesteckt, um aus dieser verdammten Blechbüchse herauszukommen. Jetzt musste ich schnell handeln, bevor die Wahrheit ans Licht käme. Ich schrieb Bill und versprach ihm, nichts über seine dopeumnebelten Tage in Oxford zu verraten, wenn er mich hier herausholt, sobald er zum dicken Macker gewählt wäre.

Bill wurde öffentlich gefragt, ob er jemals Marijuana geraucht hätte. Er antwortete: "Während meiner Studentenzeit habe ich Marijuana geraucht. Aber ich habe es nicht inhaliert."

Jetzt war ich mir sicher, dass ich die blöde Fotze nie getroffen hatte. Ich schrieb ihm noch einen Brief:

"Lieber Bill, Wer hat dir denn den Joint gegeben? Wusstest du, dass es nach englischem Recht illegal ist, Joints anzunehmen, zu rauchen oder herumzureichen, auch wenn du nicht inhalierst? Behauptest du, dass es in Ordnung ist, das Recht zu brechen, solange du nicht high wirst? Lass es mich bitte wissen, weil die Medien wie Bluthunde hinter mir her sind. Übrigens, du hast nicht eingeatmet. Klasse, dafür hab ich nicht ausgeatmet. Wir gäben ein tolles Team ab. Alles Liebe, dein Howard."

Bill wurde tatsächlich Präsident Clinton. Er ließ Schwule Soldaten werden. [Vielleicht hatte sein Partner geschluckt, wenn ihm einer geblasen wurde]. Das war ermutigend. Der nächste Schritt musste ein echter Durchbruch für die Kiffer der Vereinigten Staaten sein. Stattdessen erließ er aber ein Gesetz, das die Todesstrafe für Haschischschmuggler vorsah, verstärkte den Krieg gegen "Pflanzen" und ernannte einen Drogenzar. Von dieser Zeit an hasste ich das Arschloch. Bill antwortete nie auf meinen letzten Brief, aber er erschien mir in einem von Selbstgebranntem verursachten Traum und sagte:

"Eines Tages, Howard, ernenne ich dich zum Drogenzar von England. Dann kannst du richtig große Geschäfte machen."

Zar? Das ist das gleiche Wort wie Caesar, Tsar und Kaiser. Iwan der Schreckliche war Tsar.

Die Cesaren und Kaiser waren ein Haufen beschissener Nazifaschisten. Der alte Bill erschuf sein eigenes altmodisches Königreich, um den elenden Haufen königlicher Idioten der Englisch sprechen konnte, zu ersetzen, nämlich unseren Haufen. Bald würde er einen infizierten texanischen Schwanz bestellen, der geradewegs in den Arsch von Prinzessin 'Fick mich' zielte und unsere Lady Superscharf bepuderte, während sie gerade einem reichen Araber, auf dem Rücksitz eines Autos, in Paris oder Texas zur Musik von Duran Duran einen abwichste. Warum wollte Präsident Clinton ausgerechnet mich in dieser neu erschaffenen königlichen Familie hineinbringen? Dann erinnerte ich mich. Ich hatte mal eine nette Zeit mit einem Ami in Oxford. Wir nahmen zusammen LSD. Dabei hatte er keine Probleme zu schlucken. In jenen Tagen habe ich ne Menge Unsinn verzapft. Ich erzählte ihm, ich wäre der wirkliche Prinz von Wales, abstammend von Owain Glyndwr, König Arthur, Tom Jones, Iolo Morgannwg, Bob Hope, Merlin, Prinz "Tollwütiger Hund" Madog [der im zwölften Jahrhundert als erster Europäer Amerika entdeckte und Squaws vögelte während er laut Wig-Wam schrie] und William Jefferson. Bill fand's gut und sagte:

"Eines Tages, Howard, mache ich dich zum König. Dann können wir wieder auf'n Trip gehen."

Das war auch der Grund, warum ich mich später auf die Stelle zum britischen "Drogenzar" beworben habe. Ich füllte die Papiere aus, während ich fröhlich von einem benebelten Zustand in den anderen fiel. Ich würde jeden illegalen Drogenhandel auslöschen, indem ich den ganzen Scheiß legalisierte und sehr preiswert oder gar umsonst unter die Leute brachte. Schade, aber weil es so viele verdammte, fickfröhliche Köppe in London gibt, wird das Bloomsbury Theater als Verteilstelle nicht ausreichen. Sie werden mir einen größeren Veranstaltungsort geben. Schaut euch also die Termine auf meiner Website an [und auch eine Kopie meiner Bewerbung zum Drogenzar]: http://www.weaveworld.co.uk. Und Leute, benutzt bitte Mr. Nice-Papers, während ihr das alles runterladet!

EIN PAAR ORDENTLICHE TIPPS

Richtig professionelle Dope Dealer müssen gelegentlich untertauchen, um den Gesetzeshütern zu entkommen und vor Ungerechtigkeit zu fliehen.

Eigentlich ist es leicht, zu verschwinden: jogge einfach über ein Minenfeld auf dem Balkan. Wem diese Form zu extrem ist, der kann noch eine andere Option wählen, die auch eine ziemliche Herausforderung darstellt: Er kann sich unter falschem Namen in einem Gefängnis der Dritten Welt einlogieren. Man muss dann zwar auf Heterosexualität, etwas Gutes zu futtern und atemberaubende Aussichten verzichten, aber es gibt dafür jede Menge Dope, Büchereien und Fitness-Center. Allerdings ziehen die meisten Dope Dealer doch die Freiheit vor, und so will es gut überlegt sein, was zu tun ist, um dem Knast zu entkommen.

Die zwei wichtigsten Orientierungspunkte für ein erfolgreiches Verschwinden sind, wo man sich befindet und wie man aussieht. An einem Ort, wo man nie zuvor war und wo niemand hinkommt, der einen kennt, ist es ziemlich egal, wie man aussieht. Umgekehrt gilt: Wenn man aber nicht mehr wie früher aussieht, ist es egal, wo man ist. Natürlich hat man nicht immer ausreichend Zeit, irgendwohin zu reisen, wenn man der Willkür-Justiz entkommen will – es sei denn, man wurde gegen Kaution freigelassen. Und es ist immer ein Fehler, sich auf den nächsten Hafen oder Flughafen zu stürzen. Um zu verschwinden, sollte man einfach ein möbliertes Zimmer mieten und da drin bleiben, bis man sich total verändert hat, indem man einen Schnurrbart oder Vollbart hat wachsen oder abrasieren lassen und indem man seine Frisur radikal verändert hat. Seine Essgewohnheiten und seinen Take-Away-Laden sollte man auch wechseln.

Möblierte Zimmer können ganz schön öde sein. Nutze diese Zeit und beantrage bei der zentralen Verkehrsbehörde im Driver Vehicle Licensing Center Swansea ein paar provisorische Führerscheine. Dabei kannst du jeden Namen angeben, der dir einfällt. Ich kriegte mal einen, der auf den Namen Elvis Presley ausgestellt war. Der Computer in Swansea zuckte mit keiner Wimper. Er war nicht mit Daten aus den 50er Jahren gefüttert worden. Lass dir allen möglichen Mist unter verschiedenen Namen zuschikken. Tritt in irgendwelche popelige Clubs ein und besorge dir Plastikstükke, die wie Kreditkarten aussehen. Entwickele deine neue Persönlichkeit. Beginne ein neues Leben. Beginne mehrere neue Leben.

Du brauchst auch neue Kleider, aber die kann man auch noch später besorgen, genauso wie Spazierstöcke, Krücken, Augenklappen, Narben, Perücken und Schminke. Mit Rollstühlen und Brillen ist es ein bisschen schwieriger. Wenn man zu einem Optiker geht, wird er versuchen, dir eine Brille anzudrehen. Damit verdient er ja sein Geld. Die Wissenschaft hat angeblich zweifelsfrei festgestellt, dass Marijuana alle möglichen Leiden verursacht. Von Unfruchtbarkeit bis zu krankhafter Nymphomanie und Weitsichtigkeit. Als ich auf der Flucht war, rauchte ich ein paar starke Joints mehr als sonst und ging dann zum Augentest. So kriegte ich eine Spezialbrille. Obwohl sie alles recht verschwommen erscheinen ließ [außer wenn ich high war], veränderte sie mein Äußeres dramatisch: Aus einem Dope Dealer wurde ein Erdkundelehrer.

Mache mit einem der provisorischen Führerscheine eine Fahrprüfung, eröffne dann mit dem richtigen Führerschein ein Postsparbuch und ein Bankkonto. Das kann ein bisschen schwierig sein, weil ein Bank-Manager seine Nase in alles rein steckt, aber du kannst ihn herumkriegen, wenn du ihm irgendwelchen Scheiß erzählst, du hättest bis jetzt im Ausland gelebt oder deine ausgeflippten Hippie-Eltern hätten dich im schottischen Hochland aufgezogen. Du hast nichts zu verlieren. Höchstens der Bank-Manager könnte befürchten, er würde Geld durch dich verlieren. Er akzeptiert dich als die Person, die in dem Führerschein steht, auf jeden Fall, wenn er im Plastikcover deines Führerscheins das Foto mit der Frau und den Kindern sieht [natürlich die von jemand anderem].

Normalerweise denkt man beim Verschwinden an gefälschte Pässe. Die sind in der Tat praktisch. Da bietet sich der Schwarzmarkt an, aber die ideale Lösung ist ein echter Pass vom Passamt, damit man sicher durch die immer raffinierter werdenden Passkontrollen kommt. Außerdem sollen möglichst wenige Leute den neuen Namen kennen, damit "Freunde" einen nicht verpfeifen können.

Schnatz dich auf wie ein cooler Hellseher und setz dich allein mit einer verrückten und auffällig bunten Lektüre in eine Dorfkneipe. Verwickele jemanden in deinem Alter in eine Unterhaltung und erzähle ihm, du wärst ein Astrologe, ein Handlinienleser, ein Zahlendeuter und könntest ihm ohne irgendwelche Kosten die Zukunft vorhersagen. Du brauchst natürlich ein paar Anhaltspunkte wie Geburtsdatum, Geburtsort, Mädchennamen der Mutter und seine Reisepläne. [Du wirst sehen, einige reisen nicht ins Ausland, weil sie kein ausländisches Bier mögen.] Gehe zum zentralen Standesamt-Register im St. Catherine's House in London. Hole dir dort eine Kopie der Geburtsurkunde und fülle danach einen Pass-Antrag aus. Der schwierige Teil ist nun der, eine Unterschriften-Bestätigung von jemandem zu bekommen. Einfacher ist es, eine Unterschriften-Bestätigung von jemandem zu kriegen, der gar nicht existiert. Miete also ein weiteres möbliertes Zimmer unter einem anderen Namen an, womit du dann die Angaben in deinem eigenen Antrag bestätigen kannst. Fülle nun deinen Pass-Antrag mit einem falschen Namen, aber deiner normalen Handschrift aus [die Zollbehörden weltweit können im Nullkommanix von den britischen Behörden die Unterschrift in deinem Antragsformular kriegen und sie mit der vorliegenden Unterschrift vergleichen]. Jetzt füllst du das Bestätigungsformular und die Rückseite des beizulegenden Passfotos mit einer gefälschten Handschrift und natürlich einer anderen Tinte aus. Dann schickst du beide an die Pass-Behörde. Die wird zur Überprüfung der Person, die deine Unterschrift bestätigt hat, höchstens dort einmal anrufen, um zu fragen, ob diese Person auch wirklich die Unterschrift bestätigt hat. Also musst du so ungefähr zehn Tage in deiner möblierten Bude sitzen und auf den Anruf warten, und ob er nun kommt oder nicht, jedenfalls müsste dann bald in deinem anderen möblierten Zimmer dein Pass eintreffen. Das einzige, was dir die Sache vermasseln könnte, wäre, dass die echte Person, auf deren Namen der Pass lautet, auf die Idee käme, selbst einen Pass zu beantragen. Das könnte man vermeiden, indem man das Ding mit einem zuverlässigen Freund dreht, der weiß, dass man seinen gefälschten Pass hat, der nie einen beantragen würde und der bei der ganzen Sache mitspielen würde.

Dein Freund füllt also den Pass-Antrag mit seinen Angaben und seinem Foto aus. Dann lässt er sich von seinem Hausarzt die Richtigkeit von Antrag und Foto bestätigen und gibt die Unterlagen an dich weiter. Du füllst nun ein Formular mit deiner Handschrift aus, tauschst das Foto aus, kopierst den Stempel und die Unterschrift des Arztes und flickst sie in die Unterlagen, so gut es geht. Die Passbehörde wird vielleicht bei dem Arzt anrufen, aber der kann ja eigentlich nur alles bestätigen. Auf diese Art und Weise brauchst du kein zweites möbliertes Zimmer anzumieten.

Wenn du lange genug Zeit hast, um dein Abtauchen zu planen, sind ein paar zusätzliche Vorsichtsmaßnahmen ratsam. Lass bei deinen Freunden durchblicken, dass du eine längere Reise irgendwohin weit weg planst. Dann gehe irgendwo anders hin. Wenn du vorhast, einen Mord oder eine Entführung zu simulieren, denk dran, vorher etwas Geld auf ein Bankkonto einzuzahlen [nicht viel] und jede Menge Verabredungen zu treffen. Es sollte alles so aussehen, als ob du nicht die leiseste Ahnung hättest, was passieren würde.

Und wenn es einmal richtig eng wird, denk dran, dass sich niemand darum kümmert [außer du möchtest eine Bank überfallen], wenn du eine auffällige Teufelsmaske oder so etwas Ähnliches aufhast, wie man sie in jedem Spielzeugladen kriegt. Eine auffällige Verkleidung signalisiert den Leuten nämlich, dass du keine Verkleidung wirklich nötig hast.

EIN AUSGESPROCHEN INDIVIDUELLES VERSTECK

WIE MAN IN LONDON DURCH DEN ZOLL KOMMEN KANN

Als ich im Heathrow Terminal II ankam, fiel mir gleich dieses Scheißplakat auf, mit dem man wie bei Verkehrsampeln in die Zollabfertigung gelenkt wird [vielleicht war es für den illegalen Drogenverkehr gedacht: Grün für "freie Fahrt", Rot für "halt"]. Warum wurde Orange aber Blau? Während ich mein Gepäck vom Förderband auf den Gepäckkarren hievte, spürte ich an meinem Schwanz plötzlich einen warmen, sanften Druck, ein Stupsen, ein Streicheln, ein Lecken und ein Gefummel. Freudig erregt schaute ich nach unten und bemerkte zu meiner Enttäuschung lediglich einen Hundekopf, der an meinen Eiern herumschnüffelte. Der zum Kopf gehörige Hund gehörte seinerseits zu einem Beamten des Zolldienstes Ihrer Majestät.

"Nehmen Sie mal diesen Scheißhund weg!"

"Ihr Name und Ihr Beruf, Sir?"

"Ich war Drogenschmuggler und MI6-Agent. Der Trottel mit Kopfhörern hinter dem Zweiwegspiegel weiß genau, wer ich bin."

Der Trottel mit den Kopfhörern hinter dem Zweiwegspiegel gesellte sich hinzu.

"Wir würden gerne Ihr Gepäck durchsuchen, Mr. Marks."

Mein Koffer enthielt zwar genug subversive Literatur, um einen durchschnittlichen Narko-Terroristen zu verurteilen, genug Pornographie, um eine Politiker-Karriere zu beenden und genug Zubehör, um einen Headshop zu eröffnen, aber Dope war garantiert nicht drin. Ich hatte mir zwei Joints gerollt für den Fall, dass der Flug Verspätung haben würde. Die stekkten noch in meinem Hemd. Und ich hatte mir einen Brocken in den Hintern gesteckt. Das hatte der Scheißköter gewittert.

Ich hatte schon lange keine neuen Tricks mehr versucht, um den Zolldienst Ihrer Majestät auszumanövrieren. Ich überlegte mir, ob ich mich einfach abseilen sollte, so schnell mich meine Beine oder eher die Räder des Gepäckwagens tragen würden. Es gab ja schließlich keine Hinweisschilder wie "Rennen verboten" oder Geschwindigkeitsbeschränkungen wie "Reduce your speed". Ich hatte sowieso nur eine Prise inhaliert, weil ich sie fälschlicherweise für einen Cocktail aus Coke und Ecstasy gehalten hatte. Deren Wirkung ließ auch schon nach.

Ich rannte zu den Gepäckkarren, schnappte einen, tat so, als wäre ich selbst ein Gepäckkarren und machte mich auf die Socken Richtung "grünen" Ausgang, also "Nichts zu verzollen". Zwei übergewichtige Zollbeamte und 25 Zivile, die schon am Förderband herumgehangen hatten, stürzten hinter mir her. Ich ließ den Gepäckkarren sausen und stolperte über meine Schnürsenkel. "Sie scheinen ein bisschen zuviel Speed zu haben, Sir."

"Nein, nein. Das hat schon nachgelassen."

"Sie wissen ja, man sagt ,Mehr Paste, weniger Speed'."

"Ich habe überhaupt kein Speed. Höchstens das, was in meinen verdammten Nasenlöchern steckt. Und überhaupt sind mir Cocablätter lieber als Paste."

Ein höherer Ziviler klopfte mir auf die Schulter.

"Sie sind doch Marks, nicht wahr? Sie halten sich wohl für einen besonderen Schlaumeier? Ich selbst und meine Beamten mochten Sie viel mehr, als Sie noch die Traute hatten, ansehnliche Mengen Dope reinzuschmuggeln und nicht nur so ein Bröckelchen in Ihrem Arschloch."

Weitere Zivile kamen dazu.

"Mr. Marks, Sie haben gerade versucht, durch den grünen Bereich zu gehen und damit zum Ausdruck bringen wollen, dass Sie nichts zu verzollen haben. Wo sind Sie denn vorher gewesen?"

"An allen möglichen Orten. Soll ich sie alphabetisch aufzählen?"

"Nun schon mal los, Marks!"

"Amsterdam ..."

"Also, was haben Sie in Amsterdam gemacht?"

"Gebumst, soweit ich mich erinnere. Und natürlich Dope in den Coffee Shops geraucht. Und Kaffee in Dope Shops getrunken. In Amsterdam ist es erlaubt, eine Tasse Kaffee und fünf Gramm wunderbares Dope mit sich zu führen. Deshalb konnten sie mich nicht verhaften, als ich in Amsterdam ins Flugzeug einstieg. Ich trank dann den Kaffee, aber sie wollten mich im Flugzeug keinen Glimmstängel rauchen lassen, geschweige denn eine Wasserpfeife. Und deshalb wurde ich das Dope nicht los. Vermutlich haben Sie heutzutage die entsprechenden Formulare parat?"

"Formulare?"

"Na ja, täglich kommen doch Tausende aus Amsterdam in London an, ohne sich etwas wegen der fünf Gramm Dope zu denken, die sie mit sich herumtragen, bis sie zum britischen Zoll kommen. Deshalb wird es doch wohl ein Verfahren geben, bei dem die Passagiere ihre fünf Gramm beim Zoll Ihrer Majestät deponieren können. Sie händigen dann eine Bestätigung aus, so dass die Passagiere ihr Dope wieder abholen können, wenn sie das Land verlassen. Ich erinnere mich an ein ähnliches Verfahren, als ich eine aufblasbare Puppe, die wie Mickey Maus aussah, mit in die USA nehmen wollte. Sie müssen hier eigentlich eine Menge Dope haben. Und eine Menge Formulare."

"Wollen Sie mich verarschen, Sir?"

"Nein."

Dann kam ein noch höheres Tier von der Zollfahndung:

"Von wo kommen Sie gerade, Mr. Marks?"

"Oslo."

"Oslo? Mein Kollege hat mir da gerade etwas anderes gesagt."

"Er lügt, der miese Linkswichser."

"Mr. Marks, wir haben alles mitgeschnitten. Warum sagten Sie zu ihm Amsterdam?"

"Weil Amsterdam mit A anfängt. Ich habe nur versucht, in eine alphabetische Reihenfolge zu bringen, wo ich überall war. Genau genommen sollte ich mit Aberavon anfangen. Ich hab' ein paar Liter Wein auf dem Flug getrunken und deswegen bin ich vollkommen abgefüllt."

"Warum sind Sie davongelaufen?"

"Ich muss so dringlich pissen, dass mir die Blase platzt."

"Sonst noch Gründe?"

"Ich platze gleich, weil ihr mich so bedrängt."

"Haben Sie etwas zu verzollen?"

"Ja."

"Was?"

"Pisse."

"Auf das Pissen werden Sie schon warten müssen, bis meine Kollegen Ihr Gepäck durchsucht haben. Sie haben bereits diverse Flaschen mit Alkohol entdeckt."

"Das ist kein Alkohol", sagte ich.

"Was denn sonst?"

"Pisse. Frische Rentierpisse aus Nord-Norwegen. Absolut legal. Da würde mir aber wirklich der Kragen platzen, wenn ich jetzt hochgenommen würde, während mir fast die Blase platzt, weil ich so dringend pissen muss."

"Mr. Marks, wir wissen längst, dass Sie mit einem Iberia-Flug von Palma gekommen sind."

"Na und? P kommt nach O, was nach A kommt."

"Warum waren Sie in Palma, Mr. Marks?"

"Ich lebe dort."

"Und von was leben Sie zur Zeit?"

"Vom Verbrechen."

"Ich wäre wirklich froh, Sir, wenn Sie mir eine ehrliche und vernünftige Antwort gäben."

"Warum sollte mich, verdammt noch mal, Ihr Gemütszustand interessieren, außer Sie rauchen Dope und das ist Ihnen ausgegangen?"

"Ich nehme kein Dope. Rauchen Sie noch immer Cannabis, Mr. Marks?"

"Klar. So viel wie möglich."

Der Hundeführer und der Trottel mit den Kopfhörern von hinter dem Zweiwegespiegel waren noch immer mit dem Filzen meines Gepäcks beschäftigt. Sie erhielten jetzt Verstärkung von einer Beamtin des Zolldienstes Ihrer Majestät. Sie hatte riesige Titten. Der Hundeführer schaute sie lüstern an. Ich schaute sie lüstern an. Nicht gerade sexy, aber sie trug ja auch eine Uniform.

"Sie soll die Leibesvisitation bei mir machen", rief ich und lockerte meinen Gürtel. "Ich verstecke mein Dope immer unter der Vorhaut."

"Leibesvisitation!", fauchte der Trottel. "Glück gehabt. Schnapp deine Sachen und schau, dass du in die Ankunftshalle kommst. Das war's für heute."

Ich torkelte von der Ankunftshalle in einen heruntergekommenen U-Bahn-Waggon und ließ mich auf einen der harten Sitze plumpsen. Plötzlich spürte ich in meinem Arsch einen stechenden Schmerz. Ich jaulte auf, sprang hoch und schaute, ob eine Ratte oder eine Drahtfeder oder eine rostige Konservendose der Übeltäter war. Nichts dergleichen. Und der Schmerz war weg. In meinem Körper zirkulierten noch so viel unverbrauchter Alkohol und andere psychoaktive Säfte, dass sie meine Rezeptoren einlullten und meine Wahrnehmung verwischten. Ich setzte mich wieder hin. Zack! Der Schmerz kehrte mit noch mehr Schmackes zurück. Die Wände meines Mastdarms fühlten sich an, als ob sie von einer Krabbe mit Chilisauce eingerieben worden wären. Was war da los? Hatte ich das Weinglas gegessen, statt den Inhalt zu trinken? Waren es Hämorrhoiden? Nicht auch das noch! Gebiss, Raucherlunge, entzündete Augen, Schmerbauch. Jetzt nicht auch noch Hämorrhoiden!

Dann fiel mir ein, dass ich ja noch das Dope in meinem Arsch stecken hatte: circa 15 Gramm rauchfertiger, aber etwas scharfer marokkanischer Hanf. Ich hatte ganz vergessen zum Klo zu gehen, nachdem ich den Zoll Ihrer Majestät ausgetrickst hatte. Alles klar so weit. Ich wusste, was los war. Damit konnte ich umgehen. Wenn ich mir das so durch den Kopf gehen lasse, dann ist eigentlich das einzige sichere Zeichen für ein gutes Dope heutzutage, ob es jemand im Arsch hatte oder nicht. Niemand würde das mitmachen wegen einem vergammelten Piece.

Mir gegenüber saß ein Typ mit einem Hund in einer Hundebox. Die waren auch beide mit dem Flugzeug angekommen. Der Hund sah angetörnt aus und hatte Jetlag.

Mein Arsch tat nun nicht mehr weh. Die Zacken meines Dope hatten sich offenbar in meiner Schleimhaut aufgelöst, so wie bei einer analen Zäpfchenbehandlung. Kein Wunder, dass ich mich allmählich mit dem Hund anfreundete.

Das nächste Mal werde ich mir einen Hund kaufen, ihm etwas Dope in den Arsch stecken, ihm noch etwas All Bran in den Rachen rammen, den Köter in eine Hundebox stecken und mit ins Flugzeug nehmen. Selbst wenn bei der Ankunft wieder so ein Mischling vom Zoll bei meinem Hund am Arsch herumschnüffeln würde, käme wohl keiner auf die Idee, es handele sich um einen Hunde-Drogenkurier. [Wer hat schon je von einem Hund gehört, der als Mule <Maultier = Drogenkurier> eingesetzt wurde?] Was noch besser wäre, ich könnte eigentlich jede Menge Hunde kaufen und ihnen jede Menge Dope in den Arsch stecken. Ich könnte große Hunde benutzen, mit großen Ärschen.

Ich werde ein Theaterstück schreiben und es "1001 Schäferhunde" nennen. Ich werde dann mit dem Bühnenbild, den Schauspielern und den Hunden den Khaiberpass hochziehen. Ich werde eine Tonne vom feinsten Afghan-Haschisch für den Arsch kaufen und behaupten, das Siva-Shit wäre Dogshit. Immer kräftig von hinten rein.

Wie viel mag wohl in einen Elefantenarsch gehen?

WERNER PIEPER

AKTIVE SOZIALARBEIT

ALS DOPE DEALER IM HEIDELBERG DER 70ER JAHRE

Schüchtern war ich und 21 Jahre alt. Ich hatte den Hotelberuf eingeschlagen, um viel von der Welt zu sehen und um Menschen zu treffen. An beidem hatte ich einen starken Nachholbedarf. Der Beruf tat sich gut an, die Lehre absolvierte ich bestens und mit Auszeichnung. Aber dann kam der Ersatzdienst an Querschnittgelähmten, und meine Prioritäten wurden gerade gerückt. Lieber für 3 DM am Tag Kranken den Arsch abwischen als für viel Geld für reiche Seppl den Hampelmann spielen. Je 'besser' die Hotels, je schleimiger die Heucheleien, desto größer der innere Verkrümmungsgrad. No, Sir. Da muss es doch etwas Besseres geben!

Sozialarbeiter. Das war das Ziel nach dem 18monatigen Staatsdienst. Als ich mich kundig machte und herausfand, dass man als Sozialarbeiter die meiste Zeit am Schreibtisch sitzt und Formulare ausfüllen muss, war auch der Job als Perspektive gestrichen. Formulare, nee, nix für mich.

Es war die Zeit, in der viel von Revolution geredet wurde [Ich glaube nicht, dass uns wirklich klar war, was das im Ernstfall bedeutet hätte]. Es reichte, um viele Bürger paranoid zu machen und Studenten zu nächtelangen Diskussionen zu verdammen. Heute darf man feststellen, dass es weniger eine politische als vielmehr eine kulturelle Revolution war, die sich in der Tat vollzog und für die Evolution der Menschheit im westlichen Kulturraum einen gewaltigen Sprung bedeutete. Die Wohlstandsmutanten traten ins Licht. Nicht mehr im Halbdunkel wie die Gammler, unsere Vorgänger, sondern schillernd im Medienspotlight. Hippie, Hippie, Hurra!

Die glücklichen Zufälle. Kurz bevor mein Dienst um war, bekam ich Besuch von Red, dem ungewöhnlichsten Österreicher, dem ich je begegnete, und der schon seit Jahren dealte [und fixte, aber das hat mich nie tangiert]. Als ich zum Abschluss meiner 18 Monate kein stattliches, aber ein staatliches Entlassungsgeld von 700 DM erhielt, fuhren wir zusammen nach Frankfurt auf die Shitwiese und ich baute mir brav [?] mit Hilfe dieses staatlichen Geldes eine neue Karriere auf: Ich kaufte damit meine ersten 200 Gramm grünes Dope. Grün und kräftig. Sieben Jahre blieb ich bei dem

Job. Ich will wirklich nichts verherrlichen, aber für mich war es, ganz nüchtern ausgedrückt, eine wundervolle Zeit. Ich hatte nie Zeit, arbeitslos zu sein. Zumal es in Heidelberg gar kein Hotel gegeben hätte, das meinen Fähigkeiten [auf dem Papier] entsprach.

Geld vom Staat wollte ich nie. Selbstverantwortung übernehmen erschien mir immer spannender als monetäre Abhängigkeiten. Red brachte mir in einem mehrmonatigen Crashkurs bei, wie man sich als Dealer so verhält, dass man zwar Kunden findet, aber keine Schwierigkeiten bekommt. Weder mit den Kunden, noch mit dem Dope, geschweige denn mit der Polizei. Nie drängte ich jemandem meinen Stoff auf. Nie prahlte ich mit Brand-names. Nie wollte ich dadurch reich werden. Reich? Reichtum kann für manchen Dealer auch ein Armutszeugnis sein. Mein Schlafsack & ich. Was für ein Paar. Es dauerte zwei Jahre, bis ich ein eigenes Dach über dem Kopf anmietete. Bis dahin schummelte ich mich bei Freunden durch oder nächtigte in den Wäldern um Heidelberg. Richtig. Wichtig: Heidelberg war die Basisstation. Die Kunden waren zumeist amerikanische GIs. Happy not to be in Vietnam. GIs waren nicht die Stumpfköpfe, denen man heute allenthalben in Garnisonsstädten begegnet, sondern es gab, wegen der damals real existierenden Wehrpflicht in den USA, viele nette, liebe und wache Menschen unter ihnen. Durch Uniformen vergewaltigte Hippies. Unser indirekter Draht nach Californien. An jedem Payday machten wir sie glücklich und sie sorgten für unseren Unterhalt.

Geschichten wurden unser tägliches Brot. Kein Dach, kein Geld, keinen materiellen Ballast und keinen Beruf mehr. Ein Schlafsack, die ganze Welt und die Zukunft gehörten uns. Und die Gegenwart. Und diese bestand aus einer Aneinanderreihung von Geschichten. Für diese sorgten nicht nur der Platz [Heidelberg birgt durch die Jahrhunderte

genügend Stories] und die GIs, sondern auch viele jugendliche Reisende, Travellers aus aller Welt, die auf dem so genannten Hippietrail von London über Amsterdam nach Kabul, Goa & beyond notgedrungen durch Highdelberg zogen und auf der Neckarwiese gerne Rast machten. Und mit uns Geschichten austauschten. Wer absolut nicht begeistert war von diesen Geschichten und meinem neuen Beruf? Die Eltern. Ich fuhr nach Hause, legte eine libanesische Shit-Platte auf den Wohnzimmertisch und offenbarte ihnen meinen neuen Job. No good. Ich Naivling hatte gedacht: Wem kann man schon vertrauen, wenn nicht den eigenen Eltern? Auf die Probe gestellt, waren sie mit dieser Offenbarung grundsätzlich überfordert, die Armen. Daraufhin ließ ich mich jahrelang nicht mehr in der alten Heimat sehen und der Riss in unserer Beziehung wurde nie mehr gekittet. Überhaupt gab es in den ersten Hippiejahren bestenfalls einen Dreißigjährigen, mit dem ich Kontakt hatte. Die ältere Wirtschaftswundergeneration hatte keinerlei Verständnis für uns, und wir wohl nicht für sie. "Trau keinem über Dreißig" war keine Wunsch- oder Kampfparole, sondern ein weiser Spruch für das eigenständige Überleben. Wie stolz und dankbar war ich dann, als ich zum ersten Mal einen Erwachsenen traf, der mich ob meiner dopigen Profession lobte.

Wir saßen bei einer Freundin, als ein älterer Herr hereinkam, sich zu uns setzte und wie selbstverständlich mitkiffte. Sonst kannte man doch niemanden, der unjung kiffte. He did. Und er setzte noch einen drauf, als er mich, der sich erstmals getraute, einem Erwachsenen [außer meinen Eltern] zu gestehen, dass ich Dealer sei, zu meinem Beruf beglückwünschte. Die Rede ist von Jakov Lind, einem Schriftsteller, dessen Bücher 1997 wieder neu erschienen sind. Lies Selbstportrait von ihm, und du wirst dich wundern. Ich bin ihm ewig dankbar.

Der nächste erwachsene Mitkiffer war dann Sergius Golowin, sogar ein seriöser Stadtrat, aus der Schweiz. Mit deutschen Erwachsenen tat ich mich wohl immer schwer [bis ich plötzlich selber einer war]. Erwachsene erzählten einem damals immer, Haschisch wäre wie Heroin und beides wäre tödlich, wobei klar war, dass sie diese Erkenntnis nicht aus eigenen Erfahrungen hatten, sondern nur gläubig die Staatspropaganda nachplapperten. Bücher zum Thema gab es bei uns keine, bis 1969 Ronald Steckels Bewusstseinserweiternde Drogen auftauchte. [Dieses Buch wird in einer Neufassung '99 in der Edition RauschKunde wieder erscheinen]. Ich hatte mir glücklicherweise bei diversen London-Aufenthalten einiges abgucken können. Nachdem ich einige Monate durchgekifft hatte, wollte ich wissen, wie das ist, wenn man damit aufhört. Ich legte vier Wochen Pause ein, no problem. Umso schöner der erste Joint danach. [Diese Übung habe ich im Laufe der Jahre zu einer regelmäßigen, jährlichen Genussmittel-Fast ausgebaut. Jedes Jahr mache ich 3-4 Wochen Pause: no Dope, Kaffee, nix Süßes, kein Fleisch etc. Dabei kann es auch vorkommen, dass ich 2 Wochen gar nichts esse. Oder, ganz undogmatisch, auch einmal "sündige". Der nächste Schritt wäre eine Medien-Fast, der übernächste jeglicher Verzicht auf Schreiben und Lesen.].

Ich war gerade beim Fasten, als ich die Ehre und Freude hatte, Allen Ginsbergs Touriführer in Heidelberg zu spielen. Als er mich dann am Philosophenweg fragte, ob ich nichts zu kiffen hätte, da rollte ich ihm was und ließ das Teil aber auch nicht ungezogen an mir vorüber gehen. Bin doch nicht doof. Ich schärfte seinen romantisch verklärten Blick vom Heiligenberg auf das Schloss und die Rheinebene mit Hinweisen auf die deutlich sichtbare Chemie- und Atomindustrie ebendort. "Oh, I see - this is all an illusion". Lange Pause. "It's beautiful!!" Der Dank war ein spontanes Gedicht des Meisters über diesen Augenblick:

Highdelberg below
range roofed, misty under grey cloud flowing over oak ridge
across the red stone bridge, over brown Neckar waters
flowing to the Rhine plains, supporting BASF.
Puffs clouds into blue dusk
...
Illusion of sound of autos in flat space
I scribe above the castle.
Swans on the river by the bridge near stone wharft
little square holes quayside, empty rainwater
Passers with umbrellas.
Some american drug offenders in the red bricked jail
between the two churches spring above the roof ridges

...

Thanx a lot, Allen, aber ich schweife ab.

DEAL FOR REAL

Back to business: Mit gutem Dope zu günstigen Preisen im Angebot ließ sich die Schüchternheit vergessen. Die Kunden kamen allemal zu einem. Qualität ist die beste Werbung. Wahrscheinlich habe ich damals gelernt, was ich heute noch praktiziere: nicht offensiv werben. Man brauchte nur etwas Geduld. Ich war nie darauf aus, Kilos zu verticken. Es kam schon mal vor, aber eigentlich ging das Dope meist in Hunderten Gramm durch meine Hände. Außer den GIs waren es meist Kleinstadtdealer, die 100 Gramm für ihre Band oder Mitschüler einkauften. Die kamen einmal pro Woche aus Sinsheim oder Gießen oder Weinheim oder sonst wo, hockten sich zu uns auf die Neckarwiese oder auf die Stufen der HighligGeistKirche [Holy smoke beim Holy Ghost! Sehr verkaufsfördernder Spruch für GIs], kifften sich mit uns die Hucke voll, sagten, wie viel Geld sie ausgeben wollten, bekamen eine Handvoll Dope dafür und fuhren heim in ihr Reich. Für besondere Kunden verlegte ich diese Deals auch mal auf den frei zugänglichen Turm der Heilig-Geist-Kirche. Von da aus hat man eine Super-Aussicht und kann jederzeit kontrollieren, wer unten die Kirche betritt. Oder ich belieferte direkt Verbraucher/innen [und kiffte ihr Dope mit ihnen weg].Nein, Mindestmengen gab es keine.

Für ein paar Monate war ich wahrhaft missionarisch drauf, wie im Bilderbuch. Ich trampte von Kleinstadt zu Kleinstadt und saß mittags, wenn das örtliche Gymnasium seine frustrierten Schüler entließ, vor dem Schultor und schaute mir die Meute an. Ich pickte mir ein paar heraus, die mir wegen der langen Haare oder ihrer netten Freundinnen gefielen und fragte sie, ob sie Lust hätten, zu kiffen. Falls die Antwort "Ja" war, verabredeten wir uns für den Nachmittag im Stadtpark oder auf dem Friedhof und dann blies ich diese Szene mit meiner Shotgun Pfeife vom Hocker. Ja ja, diese Geschichten vom Dealer vor der Schule, da muss ich mich "schuldig" bekennen. Bei mir handelte es sich allerdings um einen kostenlosen, patriotischen Service für Deutschlands wache Jugend ... Und ich habe auch nie einen Kollegen mit derselben Masche getroffen. Lohnte sich vom Kaufmännischen her gesehen auch nicht.

Ich vermied es tunlichst, mich zu irgendwelchen Aussagen über die Herkunft des Shits provozieren zu lassen. Was wusste ich denn, wo das Zeugs her kam. Von meinem Mann, okay. Aber wo der das her hatte? So etwas fragte man doch nicht. Auch wenn ich lange wusste, wo mein Händler sein Zeugs her bekam, ich hätte mich in der Handelskette doch nie vorgedrängt. Ich wollte wirklich nichts über die Hierarchien wissen, denn solcherlei Wissen konnte einen im Ernstfall nur in Schwierigkeiten bringen. Auch mochte ich nicht über Preise feilschen. Muss man ja auch nicht, wenn das Vertrauen da ist. Und das war offensichtlich da. Ich bin in meinen sieben Jahren als Dealer nie gelinkt worden, und, Hand aufs Herz, habe auch nie jemanden übers Ohr gehauen. Zumindest kann ich mich nicht daran erinnern.

Einmal habe ich es fast zu weit getrieben. Nicht mit meinen Kunden, sondern mit meiner Connection. Ich bekam zwei Kilo Schimmel-Afghani auf Kommission. War aber mehr Schimmel als Afghani, eigentlich Schrott-

Afghani. Sah gut schimmelig aus, roch okay, war aber furztrocken und wirkte gleich Null. GIs hätten mir diese Biomasse schon abgekauft, aber wer will schon so einen Scheiß verticken. Ich wusste: Gebe ich es meinem Lieferanten zurück, dreht der es jemandem anderen an. Ich wurde dreist. Ich vergrub die zwei Kilo [im wunderschönen Eiterbachtal in einer Tannenschonung. Die Bäume haben inzwischen stattliche Größe erreicht!] und weigerte mich natürlich, dafür zu zahlen. Dealerethik. Keine Ahnung, wie das meine Quelle seinem Händler verklickert hat.

COWBOYS & INDIANER FÜR GROSSE

Wie sagte Dylan: To live outside the law, you have to be honest. Right, man. Den Rest meiner theoretischen Ausbildung übernahmen die Botschaften von Tim Leary, der im Dealer nicht nur den Seelsorger des auslaufenden 20. Jahrhunderts sah: "Drei Gruppen tragen die Evolution eines neuen Zeitalters, das mit uns beginnt. Es sind die Dealer, die psychedelische Substanzen verkaufen, die Rockmusiker und die Untergrundkünstler und Schriftsteller... von diesen Dreien sind die Dealer die wichtigsten ... In der Geschichte der Menschheit besaß immer die Figur des Alchimisten, des Schamanen, des Kräutersammlers, des lächelnden Weisen, den Schlüssel, andere anzutörnen und glücklich zu machen. Immer bewegten sie sich im Zentrum der religiösen, ästhetischen und revolutionären Impulse. Ich glaube, dass dies der edelste aller menschlichen Berufe ist. Die heiligste und schönste, gesündeste, geilste, humorvollste und verehrungswürdigste Gruppe von Menschen, die ich in meinem Leben getroffen habe, sind die ehrlichen Dealer."

Effektive Berufsberatung. Ich tappte voll in diese verbale Falle. Was für eine Ehre, dieser Beruf! [Und was für ein Egopush, als mich Tim Leary rund 25 Jahre später vor Ort, rightly or wrongly, zum Info/Cyber/Schamanen des Neckartales ernannte, hahaha!] Und was für eine Verantwortung, mit Substanzen zu handeln, die auf das Bewusstsein der Kunden einwirken.

Nicht alle Kollegen sahen das so. Zu einem Zeitpunkt gab es in Highdelberg weit über 100 Dealer. Nicht jeder hatte das Glück, eine entsprechende Ausbildung und Motivation zu besitzen wie ich. Schon damals hatte die Bundesregierung eine Werbeagentur beauftragt, doch diesen illegalen Drogengebrauch per Anzeigen einzudämmen. Wo es heute schallt: "Keine Macht den Drogen", hieß es früher "Du machst dich kaputt und dein Dealer macht Kasse". Im Nachhinein frage ich mich, ob dieser Spruch im gelebten Kapitalismus nicht eigentlich eine Aufforderung zum Dealen war. "Du machst Kasse!" Hey, wenn einem der Staat die Botschaft so unter die Nase reibt, wird man doch provoziert, Händler zu werden, oder? Manche Dealer waren Klasse, manche machten auch nur Kasse.

Ich hatte immerhin schon einen handwerklichen Beruf erlernt. Und obwohl mich der nie interessierte, erhielt ich die besten Zeugnisse und verdiente gut Kohle. Das gab mir die Gewissheit [oder Illusion?], in dieser Gesellschaft alles machen zu können. Viele Kollegen brachen die Lehre oder Schule vorzeitig ab. Sie wussten weder, was ein 11-Stunden- Arbeitstag bedeutet, noch ahnten sie ihre eigenen Grenzen. Einige brauchten Jahrzehnte, um sich wieder ins Lot zu bringen, if ever.

Das Verhängnisvolle am Dealen in der Illegalität ist, dass es plötzlich ganz schnell gehen kann mit dem Wachstum des Geldes. Verhältnislosigkeit wurde alltäglich. Too much, too fast. Wenn erst einmal die Dollars in den Augen rollen, kommt man auf dumme Gedanken. Warum den doofen GIs nicht ein Kilo Homegrown [oder nächtens heimlich ausgerupften Hanf vom Versuchsfeld des Max-Planck-Institutes bei Ladenburg] als Jamaika Gras verticken. Riecht doch genauso, und Freund Placebo erledigt den Rest. Oder warum nicht den dicken Deal mit dem Typ machen, auch wenn der einem nicht so sympathisch ist? Hey, klick machen die Handschellen. Ich habe zwar viele Abenteuer, auch mit der Polizei, erlebt, aber als Dealer nie ernsthaften Schwierigkeiten gegenübergestanden. Das hatte mehrere Gründe. Okay, Glück gehabt, sagen die Skeptiker. Mag sein. Ich erlaube mir, dir folgende Theorie zu unterbreiten:

Zum einen war Geld nie mein Motiv, sondern das tägliche Leben mit all den netten Menschen. Klingt heute, nach dem Zwischensieg des Kapitalismus, eher unglaubwürdig, aber als tägliche Realität war das wundervoll. Wie war das? Ich habe meinen Preis, bin aber nicht käuflich. Siehe auch die eben zitierten Sprüche von Tim L. Zum anderen hatte ich das Glück, dass der erste Joint, den ich je verkaufte, meinem Kunden von einem Freund geklaut und mit den Worten "Der Pieper wars" zur Polizei gebracht wurde. Ich bekam eine Vorladung, aber man konnte mir nichts beweisen. Das Gute daran: Ich wusste von Anfang an, dass die Polizei weiß, was Sache ist. Ich brauchte nie Paranoia zu haben, denn "wir" wussten Bescheid. "Man" kannte sich, ich grüßte die Bullen auf der Straße und sie mich. Ich fühlte mich ja im Recht und musste mich nur entsprechend vorsehen. Cowboys & Indians für Große. Beide wissend grinsend. No problem. Dieses besondere

Verhältnis zur Polizei trieb seltsame Blüten, die mich bei misstrauischen Dealerkollegen verdächtig erscheinen ließen. Einige Paranoiker glaubten Jahre lang, ich sei ein Spitzel, die Armen.

Wir fanden ein wunderschönes, leeres Haus, oben in der historischen Hirschgasse; das letzte Haus Heidelbergs in Richtung Heiligenberg, unterhalb des Hölderlin-Denkmals [wo ich, hm, Jahre später, nicht nur mit Allen Ginsberg, sondern auch mit Tim Leary etwas grün & kräftiges durchzog, und wo 1994 eines der schönsten Smoke-ins der frühen 90er Jahre, veranstaltet von der AG Hanf aus Darmstadt, stattfand.]. Mein Zimmer hatte Balkon mit Schlossblick. Der Traum. Die erste Hausbesetzung der Stadt. Mighty nice. Als uns nach Wochen die Polizei abtransportierte [wir waren zu stolz um wegzulaufen oder unser LSD wegzuwerfen, also schluckten wir es, bevor wir abgeführt wurden] und uns auf der Wache in Neuenheim durchsuchten, fand man bei mir ein 10-Gramm-Piece. Der Chef des Rauschgiftdezernates [hieß er Becker?] gab es mir mit den Worten zurück: "Das lohnt den Schreibkram nicht, steck' es ein. Hättest du ein Kilo, wärst du dran!" – "Danke, Chef!" [Grins, grins]. Zugegeben, ich handelte auch mit LSD, war dies doch das Stöffchen, das mir viel Freude und die meisten Freunde fürs Leben brachte. Es war nicht so, dass mich meine ersten Trips so tief beeindruckten, dass sie mein Leben veränderten. Aber auf Trip war die Schüchternheit kein Problem mehr. Da gab es eine Ebene, auf der wir Tripper/innen, mh, klingt wirklich zu abgedroschen, aber so ist's mit der Wahrheit manchmal, also eine Ebene, auf der Wir-alle-Eins-waren. Be here now & all that shit, you know. Kosmisch ohne Kitsch. Ich hatte meinen Vorrat jahrelang in der Lampe meiner Velo-Solex gestasht. Wenn ich tagsüber die Hauptstraße [damals war sie noch keine Fußgängerzone] rauf und runter fuhr und mein Licht brannte, wussten ein paar Dutzend Leute: Hmm, er ist bestückt. "Halt mal an!" [Mehr über meine LSD-Dealerzeit in dem Buch Tor zu Inneren Räumen, eine Festschrift für Albert Hofmann, herausgegeben von Christian Rätsch, erschienen in der Edition RauschKunde].

Als Dealer waren die Neckarwiese, das Café Melanie, das Pop-Restaurant und die Untere Straße mein Revier. Franco, der Wirt vom Pop, schmiss irgendwann alle Dealer raus – bis auf mich. Ich habe mich nie getraut ihn zu fragen, warum ich bleiben durfte. Trotzdem: Danke! Ich kam jeden Mittag um 12 Uhr, trank meinen Cappuccino und vertrieb mir meine Zeit. Das Dope steckte in einem Regenschirm an der Garderobe, an der man vorbei kam, wenn man zum Klo ging. Easy.

Im Laufe der Zeit bekam die Stadtverwaltung richtig Angst vor den Kiffern. Da wir öfters auch nachts auf der Neckarwiese die klassisch-romantische Aussicht auf die Altstadt genossen, ja immer wieder an Ort und Stelle auch unsere Schlafsäcke ausrollten, wurde vom Gemeinderat grundsätzlich der Aufenthalt auf der Neckarwiese zwischen 22 und 6 Uhr verboten [gilt auch heute noch!]. Als ob sich da nächtens die dicken Mafiabosse getroffen hätten. Und das lassen die Bürger bis heute einfach so, ohne größere Proteste, über sich ergehen. Niemand muckt auf. Merkwürdig. Natürlich waren die Hippies schuld, nicht der verquere Bürgermeister Zundel. Das war kurz nach der Einführung der Notstandsgesetze, als mir bewusst wurde, dass die Freiheiten des Einzelnen vom Staat mit fingierten Argumenten zusehends eingeschränkt wurden. Alles unter dem Mäntelchen der "Sicherheit". Ist es sicherer, einen harmlosen Kiffer zu inhaftieren oder gar in die Psychiatrie einzuweisen, ihm sein Stöffchen in Freiheit zu verwehren und ihn stattdessen mit teuren Psychopharmaka voll zu stopfen? Überhaupt sehr seltsam, wie der Steuerzahler bis auf den heutigen Tag akzeptiert, dass man Menschen den Genuss von selbst gezogenen Pflanzen verbietet und selbige Menschen, unter dem schäbigen "Wir lösen das Drogenproblem"- Mäntelchen, unter industrielle Drogen stellt? Naja, so dient der Drogenhandel immerhin dem legalen Markt und der Volkswirtschaft. Absurd bleibt es trotzdem.

Das tägliche Leben brachte seine Abenteuer und Prüfungen mit sich, z.B. in Form von Razzien in der Unteren Straße, dem vereinigten Dealer-Hauptquartier. Ich werde vor aller Augen auseinander genommen [aufgeschraubte Kugelschreiber etc.], nur übersieht man mein Mofa, dessen Lampe mit Konterbande voll gestopft ist. Man lässt mich mit den Worten: "Vergessen Sie nicht, ihr Licht anzumachen", wieder wegfahren. Ich rufe zurück: "Mein Licht brennt immer!", biege um die Ecke und werde von einem Zivilbullen angehalten und bekomme ein eindeutiges Angebot. Habe ich eine Spitzelzukunft? Hey, ich sage natürlich spontan zu, wir verstekken drittklassige Opium-Tinke im Wald und ich hoffe auf eine geile Geschichte für meine Zeitschrift. Aber sie haben ihr Angebot leider nie wiederholt. Pech gehabt, eine Geschichte weniger.

Vor einiger Zeit berichtete die örtliche Rhein-Neckar-Zeitung im Rükkblick auf jene Epoche, ohne leider die Neckarwiesen-Szene zu erwähnen: "Die wilde Zeit der offenen Drogenszene in der Unteren Straße gehört schon lange der Vergangenheit an. Dass sie längst noch nicht vergessen ist, beweisen die Hinweise eines Stadtführers, der seine Truppe vor einem Haus halten ließ und mit Spannung in der Stimme von den exzessiven Zeiten dieser Gasse berichtete. 'Da oben', informierte er die Besucher, 'sieht man noch die Halterungen einer Überwachungskamera von damals'. Geboten war seinerzeit, Ende der 60er und Anfang der 70er Jahre in der Tat einiges in der Unteren Straße. 'Wir hatten tägliche Einsätze und Festnahmen', weiß Reinhard Geideck von der Heidelberger Kripo, der mit seinen Kollegen vom gerade gegründeten Rauschgiftdezernat observierte, kontrollierte, festnahm und beschlagnahmte. Die RNZ im Dezember 1973: '184 Personen einer eingehenden Kontrolle unterzogen, 147 Jugendliche in Obhut genommen, 108 Unterkommensauflagen erteilt, 77 Amerikaner und 106 andere wegen Rauschgiftverdachtes festgenommen, 875 Gramm Haschisch beschlagnahmt, 24 Gramm Marijuana, 191 LSD-Trips, 965 Heroin-Briefchen ...' Die Polizei nahm sich die Untere Straße und die Seitenstraßen zum Necka oft razziamäßig vor, riegelten sie ab und kontrollierten jeden. Die Kontrollen zeigten Erfolg. Die Junkies verzogen sich hinaus aufs Land. Aber: Die Untere Straße hatte sich europaweit einen Namen gemacht."

Ruft da jemand "Zugabe!"? Okay. "Der offenen Szene in der Unteren Straße war ein anderes Kapitel vorausgegangen: Das Café Melanie wurde 1971 auf dem Gerichtsweg dichtgemacht, nachdem es sich zu einem 'überörtlich bekannten Rauschgiftzentrum' entwickelt hatte. Die Treppe der Heiliggeistkirche gegenüber dem Café war so etwas wie 'die weite Welt', in der eigentlich alles zu haben war. Ein Hippie-Idyll war die Gegend ohnehin. Blumenkinder, Poeten und andere Individualisten trafen sich in der Unteren Straße, mal mehr bei der Heiliggeistkirche, mal mehr beim Heumarkt, aber immer bunt, phantasievoll und höchst anpassungsunwillig. Eine Subkultur und knallharter Drogenmarkt eben, was auch den Verantwortlichen im Rathaus ein Dorn im Auge sein musste." Wieso "auch"? Wem denn noch?

JEDES BILD ERZÄHLT EINE BEKIFFTE GESCHICHTE

Im Melanie saßen wir wochenlang herum, hörten notgedrungen Black Sabbath, Deep Purple [in Rock], Exuma und so 'nen Schrott. Da war die Musik im Pop meist schon besser: Crosby, Stills, Nash & Young, Harvey Mandel, leider auch das Gesülze von Isaac Hayes und Barry White. An der Heiliggeistkirche und auf der Neckarwiese wurde meist eigenhändig musiziert. Crazy Larry, Tom & Jeff, "Troubadix"-Fletscher, Berndhard, Lutz an der Geige, Trommel-Mani, Flöten-Jürgen, Flöten-Gisela und ungezählte andere - vor allem an den Bongos - sorgten für handgemachte Musik. Tja, die Zeiten, in denen man sich noch nicht um das jeweils nächste einzuspielende Musik-Produkt kümmerte, sondern einfach Musik machte. Mehrere Jahre hatte ich permanent mein Tambourin dabei und die Zahl jener, die ich mit meinem Gerassel genervt habe, geht wohl in die Tausende. But I had my fun. Irgendwann machten wir ja auch Infostände auf Rock-Festivals, und es verblüffte mich wiederholt, wie leicht ich mit ein paar Tambourin-Rhythmen Menschen von schlecht laufenden Trips runterholen konnte. Von den Trommeln und Rasseln der Schamanen oder den "healing rhythms" habe ich erst Jahre später gelesen. Learning by doing.

Zum Zeitvertreib schaffte ich mir dicke DINA 5-Kladden mit Blankopapier und diese Packungen mit 10 farbigen Filzstiften an. Nicht für mich, sondern für andere zum Malen. Wo ich auch hinkam, bevor das erste Chillum oder die erste Pfeife gestopft wurde, legte ich Malbuch und Stifte vor mich hin. Wer wollte, konnte malen. Diese bunten "Tagebücher" habe ich heute noch. Ein Schatz von Tausenden von Bildern, die meisten bekifft, wenn nicht gar betrippt gemalt. Einige von inzwischen anerkannten Künstlern, die meisten von Leuten wie du und ich. Bei vielen davon kann ich mich sehr gut an den Menschen und den Augenblick erinnern. Zufriedene Kunden malen ihren Dealer. Meistens auch noch under the influence der jeweiligen Handelsware. Das ist ja wohl eine enge Konsumentenbindung, oder? Die farbigsten Bilder wurden an irgendwelchen Stränden gemalt. Bald entwickelte ich ein Faible für Inseln. Lieber mit etwas Taschengeld auf eine Insel, als reich in den Knast, war die Devise. Konkret: Immer wenn ich 1.000 DM zusammen hatte, trampte ich nach Formentera oder Stromboli, Kreta, Santorin, Isle of Wight etc. Auf den meisten Inseln gab es weit und breit noch keine farbigen Filzstifte, also zog ich an manchem Strand die Kreativlinge an. Fiel denen meine Schüchternheit auf? Never. War das Geld ausgegeben, ging es zurück nach Highdelberg. Und mein Großhändler gab mir immer Shit auf Kommission, ich brauchte also nie Geld sparen. Was bin ich diesem Typen dankbar für jene Zeit, auch wenn er viele Jahre später erkannte, dass ich ein Arschloch sei und plötzlich alle Kontakte stoppte. Vielleicht war er ja das Arschloch? Oder ich bin's wirklich? Langjährige Illegalität hat viele Kollegen verwirrt, einige haben regelrecht einen paranoiden Hau geerbt.

1971 wollte dieses Mädel mit dem Auto nach Griechenland. Und mich mitnehmen. Fein. Nur: Zum geplanten Zeitpunkt, ich hatte meine 1.000 DM in der Tasche, war das Auto in Reparatur. Also noch ein paar Tage warten. Und etwas weiterdealen. In jenen Tagen begriff ich die Sogkraft des Geldes. Hatte ich einige Wochen gebraucht, um 1.000 DM zu sparen, hatte ich innerhalb einer Woche das zweite und nach nur weiteren drei Tagen das dritte Tausend. Hey, gut, dass wir dann endlich den Absprung schafften. Hatte ich doch einen Kollegen, der mir damals mit strahlenden Augen eröffnete: Noch einen Deal und ich habe 50.000 DM und dann höre ich auf. Er bekam damals 4 Jahre und später, im Laufe der Zeit, noch etliche Jahre mehr.

Als ich mit zu viel Geld in einer Höhle auf Kreta wohnte [believe it or not: als ich diese herrenlose, paradiesische Höhle in Matala bezog, fand ich dort eine Streichholzschachtel voll Shit], kam mir die Idee, ich könnte doch so eine Underground-Zeitschrift herausgeben, wie ich sie aus England kannte. Zum einen hatte ich Jahre vorher eine Schülerzeitschrift gemacht, zum anderen gab es so viele "neue“ Informationen, die es zu verbreiten galt. Viele Kunden wussten ja nicht einmal, wie man einen Joint dreht, oder was man auf Trip so alles anstellen und erleben konnte. So erschien im Herbst '71 der erste Grüne Zweig.

Freund Paki fand damals große Worte: "Wie wollte man die Gesellschaft verändern, wenn man nicht fähig ist, sich selbst zu verändern? Am Anfang des langen Weges steht ein kleiner Grüner Zweig. Er sprießt aus einem absterbenden Baum, eurem westeuropäisch intellektuellen und/oder herkömmlichen Leben vergewaltigten Bewusstsein, Denken und Fühlen. ... Wir haben unser Ziel nicht vor Augen, sondern hoffen, es in unserem Innersten zu haben, als ständigen Auftrieb. Wir wissen nur: Es ist eher das Himmelreich als das Schlaraffenland, was wir wollen.

Der Grüne Zweig verändert sich oft, in jeder Hinsicht, wie wir selbst: ständig und ununterbrochen ...“

Die ersten Ausgaben des Grünen Zweiges hatten keinen festen Preis. Ich hatte ja mein Einkommen als Dealer, was brauchte ich noch mehr Geld? Let's barter - Tauschhandel. "Gib mir, was es dir wert ist. Kannst mir ja was geben, nachdem du das Heft gelesen hast.“ Hey, Verwirrung im Kapitalismus. "Woher soll ich denn wissen, was mir das wert ist?“ Ich nahm, was ich bekam: einen Ring, eine LP, ein Räucherstäbchen, einen Kuss, einen Schlafplatz ... Nach drei Ausgaben wurden mir die oftmals recht frustrierenden Diskussionen über den "Wert" allerdings zu viel und ich ließ mich auf DM-Preise ein.

Nach etwa drei Jahren Dealerei, als ich mal wieder völlig Pleite, gerade von einer Insel zurück, im Pop saß und mir von meinen letzten Pfennigen einen Cappuccino leistete, rechnete ich vor lauter Langeweile mal durch, was denn die Autoritäten mit mir machen würden, wenn sie nur wüssten ... Ich überschlug die Menge, die ich vertickt hatte und nahm als Grundlage nicht die 4 oder 5 DM, die ich für ein Gramm bekommen hatte, sondern die 12 oder 15 DM, die der Staatsanwalt oder der Zoll veranschlagen würden. Ich kann mich noch an mein Grinsen erinnern, als ich auf eine stolze Millionensumme kam.

Als ich dann 1976, wie lange geplant, auf den Tag genau nach sieben Jahren, mit dem Dealen aufhörte, hatte sich der Grüne Zweig so weit gemausert, dass ich - bis heute - von ihm leben konnte, ohne Reichtümer anzuhäufen oder Hausbesitzer zu werden oder Pleite zu gehen. Irgendwie habe ich mich, trotz Brandstiftungen und anderer Abstürze, gehalten. Eines [mindestens!] habe ich aus jener Zeit bis heute beibehalten: Ich schließe mit Autoren nie Verträge, habe ich doch als Dealer gelernt, rein auf Vertrauensbasis zu agieren.

RELEASE – HILF DIR SELBST!

Irgendwann [merkwürdigerweise nur wenige Wochen, nachdem die erste große Heroinoffensive gegen GIs in Vietnam lief] tauchten die ersten Fixer in der Szene auf. Gut, in der Jazzszene hatte es schon vorher einige gegeben, aber mit denen hatten wir nix am Hut. In London und Hamburg gab es schon damals die Release-Organisation [„Hilf dir selbst!"], und im Herbst 1970 wurde in Heidelberg "Der Verein zur Bekämpfung der Rauschgiftgefahr" gegründet. Eine Kommune mit entzugswilligen Fixern, Ex-Usern und guten Geistern, die sich um die Öffentlichkeitsarbeit kümmern sollten.

Mitbegründer Henky Hentschel pickte mich aus der Szene der Unteren Straße heraus und köderte mich mit einem Sozialarbeitergehalt und einem mietfreien Zimmer. Aus beidem wurde nie etwas, aber den Job nahm ich trotzdem an. Ich fühlte mich natürlich auch gebauchpinselt. Es brauchte eine Weile bis ich einsah, dass ich zu naiv und völlig unfähig war, gegen den Spirit eines Fixers anzukommen, oft nicht mal in der Lage war zu erkennen, ob einer "drauf" war oder nicht ... Aber ich war durchaus motiviert, etwas ergänzend zu meiner Dealerei zu tun. So machte ich häufig Nachtdienst, denn wir boten ja einen 24-Stunden-Hilfsservice an. Ein Buch für sich. Wir bekämpften die Rauschgiftgefahr, indem wir die Drogen, stellvertretend für andere, selber "vernichteten".

Anfangs ließ die Polizei uns Dealer auf der Szene weitgehend in Ruhe. Selbst der Bürgermeister erklärte, die bunte Hippiemeute sei gut für das Flair der Stadt, und die Touristenbusse nahmen einen Umweg, damit wir fotografiert werden konnten. Doch diese Situation änderte sich schlagartig. Als es '71 zu einem ersten großen Bust kam, bei dem drei Dutzend Dealer auf einmal hinter Gitter wanderten, war das Release überfordert. Der Verein war von staatlichen und städtischen Geldern abhängig, da konnte man sich doch nicht für Dealer engagieren. Wenige Wochen vorher war der erste Grüne Zweig erschienen. So gründete ich flugs unter dem Motto "Release Release" eine Dealer-Rechtshilfe: "Die Grüne Hilfe". Der Name, abgeleitet von der Roten Hilfe, war ein Vorschlag der Frau meines damaligen Großhändlers - von dem ich immer Grünes Dope bezog. Abgesehen von Benefiz-Konzerten, die etwas Geld für Anwälte einbrachten, ging ich natürlich auch bei Kollegen sammeln. Aber die wollten zum größten Teil nichts davon wissen. Ganz hart für mich dann, als einige, die selber nicht helfen wollten, Monate später Bettelbriefe aus dem Knast schrieben, und ich sie gnadenlos abblitzen ließ. Solidarität funktioniert nur auf Gegenseitigkeit, nie einseitig. Dazu müsste man schon christlich motiviert sein. Da mir aber nicht nach Caritas war, nannte ich die Grüne Hilfe, aus Dankbarkeit für das grüne marokkanische Haschisch aus Ketama, von dem wir uns, den Grünen Zweig und mannigfaltige Veranstaltungen finanzierten, bald in "Grüne Kraft" um. Einer der damaligen Sprüche: "Grüne Kraft ist das Wort für unsere Aktivitäten. Der Name der herausgebenden Organisation, nicht organisierter Individuen."

Qualifizierte uns das, um, wie es Tim Leary immer wieder behauptete, als die Gründer der Grünen Bewegung Europas tituliert zu werden? Höhepunkt der Knast-Aktivitäten, bei denen drei, vier Freunde mithalfen, waren unsere Weihnachtsbasare, auf denen wir alles Mögliche verkauften und von dem Erlös dann Knastpakete packten. Ich ging einfach zum Staatsanwalt und dem Drogendezernat und fragte nach Dealern, die zu Weihnachten wahrscheinlich kein Paket bekämen.

Ich erhielt Namenslisten mit [Knast]Anschriften. Datenschutz gab es noch keinen und irgendwie respektierten die Beamten anscheinend unseren Akt der praktizierten Solidarität. Alte Kommissköppe, die. Von der renommierten Konditorei "Schafheutle" kauften wir 40 Tüten mit edlen Plätzchen, mampften diese selber, buken Shit-Plätzchen, steckten sie in die Tüten und ab in den Knast damit. Dreist, das. Those were the days my friend, we thought they never end ...

Das Release, bzw. einige Aktive, unternahmen auch immer wieder Öffentlichkeitsarbeit. Anlässlich eines "Release Drogenhearings" im Hörsaal 13 saßen wir zu fünft hinter aufklärenden Namensschildern auf dem Podium. Vor mir stand ein Schild mit "Ex-Dealer". Die anderen waren: ein LSD-Konsument, ein Haschisch-Raucher, ein Ex-Fixer und ein Release-Mitarbeiter. Polizei und Staatsanwaltschaft hatten uns vorher zugesichert, potenzielle Anzeigen wegen dieser Outing-Veranstaltung nicht weiter zu verfolgen. So nett waren sie danach nie wieder zu uns.

Das Rechtsamt der Stadt wollte irgendwann das Release doch schließen. Ein Teil der Klageschrift betraf mich, bzw. eine Notiz aus dem Drogen-Zweig 6 über die Brunnengasse.

Diese Beamtenseppel, die sonst immer meinten, Hasch mache lasch und Leute auf Trip gehörten unbedingt unter psychiatrische Aufsicht, behaupteten plötzlich keck: "Die Zeitschrift Grüner Zweig" war ein Blatt, das weitgehend unter Einwirkung von LSD und Hasch entstand und das für den Gebrauch und die Legalisierung von 'soft drugs' warb." Wussten sie wirklich, wie Recht sie mit dieser Behauptung hatten? Vor Gericht kamen sie damit allerdings nicht durch.

HAND AUFS HERZ

Ich war immer "nur" Dealer, habe nie selber geschmuggelt. Ne, also das war mir immer zu riskant. Irgendwie musste das Zeugs, was man so als Nicht-Anbauer kifft, ja ins Land kommen. Aber selber mit Kilos über Grenzen spazieren? Not me, Sir.

Okay. Ein paar Gramm zum Eigengebrauch habe ich fast immer dabei gehabt, sofern ich Europa nicht verließ. Und irgendwie war das ja auch cool und ersparte einem Kontrollen. Wie das? Nun, bei meinen ca. 20 Reisen [zu meiner Dealerzeit] nach England hatte ich 17 Mal was dabei und keinen Stress. Nur die drei Mal, als ich jeweils clean war, gab es Probleme. Wahrscheinlich ließ ich da den Dampf ab, den ich, grün bestückt, in mir hielt. Dabei kam es auch einmal zu dem Intermezzo, das ich lieber dreimal als keinmal erzähle: Man buchtete mich über Nacht in Dover ein, weil ich nicht genügend Geld dabei hatte und der freundliche Engländer in London, der für mich bürgen wollte, telemündlich nicht erreichbar war. No problem, nur eine Sache der Zeit. Nun teilte ich die Nacht mit einem Kollegen die Zelle, den man mit ein paar Gramm erwischt hatte. Was die Zöllner jedoch nicht wussten war, dass er noch reichlich [im Gramm-, nicht Pfundbereich] Dope am Körper trug. Sein Bammel, damit erwischt zu werden, war größer als sein Gewinnstreben. Also gab er mir dieses Riesenpiece mit, als ich am nächsten Morgen entlassen wurde. Ich kann mich nicht mal mehr an seinen Namen erinnern. Aber, Kollege, das kam richtig gut. Thank-u-very much!

Einmal kannte ich einen Schmuggler. Der Amerikanische Freund. Es lag bei ihm in der Familie. Schon seine Mutter hatte Gin von Belgien nach England [oder andersherum?] geschmuggelt. Er war voller Geschichten, irgendwo muss ich sogar noch ein ganzes Tonband Stories a-go-go von ihm haben. Aber wer hat noch ein Tonbandgerät? Natürlich habe ich fast alles vergessen, was aber geblieben ist, ist sein bester Tipp: Wenn du etwas durch eine Gefahrenzone trägst, achte auf deinen Atem. Er kam aus Asien, hatte 40 kg Dope im Koffer. Irgendetwas schien er falsch gemacht zu haben, denn ein Zöllner griff in den Koffer und hatte ein großes Piece in der Hand, als sie wieder zum Vorschein kam. Ein tiefer Atemzug, unser Freund greift in seine Hosentasche, holt einen Stapel Scheine heraus, drückt sie dem Kollegen in die Hand, packt seinen Koffer und geht wortlos weiter. Später erzählte er: "Der beste Zöllner, dem ich begegnete war der Typ, der mich nur kurz anschaute und zwei Finger auf mein Herz legte. Darum: Das Wichtigste beim Schmuggeln ist die Atmung." Tief durchatmen. Und noch mal: ganz tief und ruhig durchatmen. Aber dies hilft ja nicht nur beim Schmuggeln ...

Schmuggler sind keine Dealer. Dealer versorgen die Verbraucher innerhalb eines Landes. Schmuggler überqueren Grenzen, um Nachschub für die Dealer herbeizuschaffen. Manchmal verwischen die Jobs, der eine macht auch das andere, aber das ist eher selten. Frage mich nicht, wie diese Schmuggelgeschichten heute ablaufen, keine Ahnung. Ich könnte nur etwas über die Szene der 70er erzählen. Zumal diese Geschichten dokumentiert und verjährt sind. Andererseits wurde Hainer Hais Definitives Dt. Hanf Hand Buch seinerzeit hauptsächlich wegen der Schmugglertipps indiziert, obwohl die zum größten Teil aus Polizeifachbüchern übernommen worden waren.

Den Schmuggeltypen gibt es nicht. Der Anteil jener, die es tun, weil sie selber gutes Dope rauchen wollen, wie Kollege Howard Marks, dessen Buch Mr. Nice ein Sammelsurium

spannendster und informativster Schmuggelgeschichten schlechthin darstellt, ist heutzutage wohl geringer als zu seligen Hippiezeiten. Der Überzeugungstäter ist dem Geldspekulanten gewichen. Wie groß welche Mafia da eingestiegen ist, niemand hat's mir verraten. Aber ich habe auch niemanden gefragt. Die Fachleute meinen, die Russland-Deutschen würden dafür sorgen, dass immer mehr Dope aus den ehemaligen Sowjetrepubliken zu uns kommt. Wollen wir ihnen glauben?

SCHUTZENGEL HELFEN

Ob ich auch mal gebustet wurde? Nee, eigentlich nicht. Mehrfach war es hart davor, aber irgendein Schutzengel schien immer gerade einsatzbereit zu sein.

- Als ich in der Tür meines Head-Quarters, des Pop Restaurants stand und zuschaute, wie meine Kollegen draußen auf der Unteren Straße gefilzt wurden und mich völlig in Sicherheit fühlte. Plötzlich wurde ich von den UrGrünen gepackt und sie wollten mich auf der Stelle durchsuchen. "Hey, Wachtmeister, ich kenne meine Rechte. Sie dürfen mich nicht gegen meinen Willen auf der Straße filzen, nur auf der Wache." Also ab in die Grüne Minna. Unterwegs heimlich eine Platte Dope aus der Tasche in die Hose gesteckt. Hüstel. An der Wache im Klingenteich angekommen, stürme ich aus dem Wagen in die Wache, haue mit der Faust auf die Theke und verlange den Einsatzleiter zu sprechen: "Da stehen 'zig Dealer rum, und wen nehmen sie mit? Mich, einen Mitarbeiter des Vereins zur Bekämpfung ...!!" Der Beamte war ob meines Ausbruches so verunsichert, dass er mich, "Entschuldigen Sie, Herr Pieper, aber nicht alle Beamte kennen Sie", einfach laufen ließ.

Wenige Tage, bevor meine sieben Jahre Dealerzeit abgelaufen waren [die sieben Jahre hatten irgendetwas mit Rudolf Steiner zu tun, Anthroposophen werden da eher durchblicken], verbrachte ich ein Wochenende mit einer Folkband. Während sie auf Festivals spielten, baute ich meinen Zeitungsstand auf. Drei Auftritte in zwei Tagen, und direkt anschließend fuhren wir alle zusammen, völlig übermüdet, mit dem Midnight Train nach Berlin, um bei einem großen Label eine LP aufnehmen. Ich hatte das Dope für alle in meiner Weste, trug es über dem Herzen. Hatte man mir doch in Aussicht gestellt, dass ich, der Hausdealer, auf der LP als "Co-Produzent" o.ä. auftauchen sollte. Wir waren von den Tagen on the road vorher fix & fertig, und als ich mir gerade überlegte, "was mache ich mit dem Dope an der DDR-Grenze - soll ich es einfach vergessen und einschlafen?", wurde plötzlich die Abteiltür aufgerissen und drei Zivilbullen fragten uns: "Führen Sie Betäubungsmittel bei sich?". Hey, so blass bin ich nie wieder geworden. So hatte ich mir mein Karriere-Ende als Dealer nicht vorgestellt. Und natürlich pickten sie mich und den Geiger, der auch bestückt war, heraus. "Zeigen Sie mal Ihre Taschen". Der Geiger schnappte sich einfach den Instrumentenkoffer des Mandolinenspielers, in der Hoffnung, dass der sauber sei. [Das Geigerchen hatte immer ein Piece bei sich, das er mit den Worten "Ich bin Privatmann" solo eindampfte, hm. Damit machte er sich keine Freunde.] Von mir durchsuchte man als erstes die Jacke im Gepäknetz, dann die Reisetasche. In der Zwischenzeit zog ich meine Jacke an und als man mich körperlich abtasten wollte, schob ich die unter meiner Jacke verborgene Weste mit zurück, zeigte meine freie Brust und ließ mich von oben bis unten abtatschen. Meistens hatte ich bei Durchsuchungen ein großes Maul. Sobald ich mich [oder mein Dope] in Sicherheit wähnte, ging ich zur verbalen Gegenattacke über. Fand meistens auch etwas, aufgrund dessen ich den Bullen schlechte Arbeit vorwerfen konnte, und das, obwohl sie doch von meinen Steuern lebten. Frech, aber meist hilfreich. Als ich in jenem Zug nach Berlin Minuten später in den Toilettenspiegel schaute, sah ich mich so blass, wie ich hoffentlich nie wieder im Leben sein werde. Das personifizierte weiße Handtuch. Und: Aus der LP wurde auch nichts, da wir uns in Berlin [bekifft] mit der Plattenfirma überwarfen.

DIE MORAL VON DER GESCHICHT'?

Ob ich etwas aus jener Zeit bereue? Nur einen Vorfall, auch wenn ich vom Betroffenen nachher die Absolution erhielt. Muck hieß er. Der erste, den ich kannte, der dauernd Karotten knabberte, lange bevor man wusste, wie "Naturkost" buchstabiert wird. Muck, Roadie bei Xhol, hatte irgendwann STP oder Scopolamin oder so ein Zeugs genommen, bei dem man tagelang drauf ist. In dieser Zeit war er in die Psychiatrie nach Wiesloch eingeliefert worden. Es war kurz vor Weihnachten und es fanden sich noch drei Freunde/innen, die mitgingen, ihn zu besuchen. Ich hatte in meinem Leben noch nie so eine Anstalt von innen erlebt, war völlig geschockt von den abgeschlossenen Türen ohne Griffe [und warum stand der Weihnachtsbaum im Flur, wo ihn kein Insasse sehen konnte, sondern nur die Besucher??]. Dann saßen wir ihm, der stark unter der Wirkung von Psychopharmaka stand, gegenüber. Natürlich [?] hatten wir vorher alle einen Trip genommen, wollten dieses Erlebnis entsprechend verstärkt erleben. Hart. Sehr hart. Muck erkannte sofort, was mit uns los war. "Hat jemand einen Trip dabei?" Well, could I lie to you? "Dann gib mir bitte einen". Was ich tat. Sofort war mir klar: Ein dummer Fehler! Diese Erkenntnis kam zu spät. Wegen diesem Trip musste Muck weitere sechs Monate einsitzen. Natürlich flippte er völlig aus. Eine ganz gesunde Reaktion unter diesen Umständen. Und ich fühlte mich lange Zeit sehr beschissen.

Jahre später besuchte er mich dann. Ja ja, das sei schon herbe gewesen, aber ich hätte doch nichts dafür gekonnt. Trotzdem, da helfen keine Worte der Beschwichtigung, das war mein Fehler. Und er bekam die Rote Karte. Sollte es noch andere gegeben haben, die durch meine Naivität leiden mussten, möchte ich mich hiermit bei ihm oder ihr entschuldigen. Spät, aber von Herzen.

Ende der 80er dachte ich: Nun sind auch bei den größeren Händlern, denen man ja hurtig Bandentum unterstellen konnte, wenn sie mal einen miteinander gekifft hatten, die Verjährungsfristen für alle Dealereien abgelaufen. Lasst uns doch ein Buch über jene Zeit machen. So fragte ich per Brief zwei Dutzend Ex-Kollegen, warum sie gedealt hätten. Was sie dadurch gelernt hätten. Wie sie heute dazu stehen. Ob sie ihre Kinder über ihre Vergangenheit aufgeklärt haben. Ob sie Schwierigkeiten gehabt und was sie durch diese gelernt hätten. Etc. p.p. Der Rücklauf war - für mich - erschreckend. Kaum einer stand zu seinen "Sünden" von damals, kaum jemand war gewillt, darüber zu reden. Und so mancher, den ich ansprach, hatte die blanke Paranoia in den Augen, ich könne ihn outen. Hey, I never did, keine Bange. Außerdem führte damals außer mir kaum jemand seinen bürgerlichen Vor- oder Nachnamen in seiner "Underground-Identität". Bei mir glaubten die GIs, ich hieße "Pieper", weil ich immer eine langstielige Pipe rauchte. Aber die anderen hießen doch meist Happy, Turnschuh, der Rote Chris, der hektische Chris, der Coole Chris, der Hamburger Chris, Lucky, Rolli, Bibi, Goof, Chu, Gypsy, ... Den bürgerlichen Namen von meinem damaligen Lehrer, dem selbst ernannten Signore Red, habe ich nie gewusst. "I am Signore Red and I am proud of my name!"

Vor einiger Zeit tauchte er plötzlich erstmas seit Jahrzehnten bei mir auf. Meinen vorbereiteten Fragebogen für Dealer fand er abartig.

"Pieper, solche Fragen von dir?“ Er wies auch strikt zurück, mir jemals was beigebracht zu haben. Aber er blieb seiner Berufung treu, bis er letzthin, auf ein übervoll gelebtes Underground-Leben zurückschauend, starb.

Die meisten Dealer-Kollegen sind nicht so gut über die Runden gekommen wie ich. Einige suchten stärkere Kicks und perforierten sich Venen und Hirne. Viele überkam die Geldgeilheit und sie landeten im Knast, andere ergaben sich, von der Verantwortung [oder der Paranoia] überwältigt, als versektete Erleuchtungssüchtige oder landeten im Schoß der Kirche. Und einige wenige Überzeugungstäter setzen heute fort, was wir damals schon taten: Menschen wie mich und dich auf eigenes Risiko mit einem Grundlebensmittel versorgen, das zurzeit nicht auf dem freien Markt erhältlich ist. Auf einem legalisierten Hanfmarkt würden sie wahrscheinlich arbeitslos werden. Das Problem mit Überzeugungstätern ist ja aus Sicht derer, die [„Vor dem Gesetz sind alle gleich, außer die ...“] hinter dem Gesetz stehen, so riskant, weil sie nicht von ihrem Tun, von dem sie annehmen, dass sie damit der Gesellschaft etwas Gutes tun, abzubringen sind. Kein schlechtes Gewissen, keine Paranoia, keine Angst: da ist die staatliche Gerechtigkeit machtlos.

Denen gilt mein aufrichtiger Dank.

WILLIAM S. BURROUGHS

JUNKIE

Peyote ist ein kleiner Kaktus, und nur der obere Teil, der aus dem Boden hervorkommt, wird gegessen. Man nennt diesen Teil den Button. Sie werden vorbereitet, indem man die Rinde und den Flaum abschält und den Button dann durch einen Mixer laufen lässt, bis er aussieht wie Avokadosalat. Vier Buttons sind die durchschnittliche Dosis für einen Anfänger.

Wir spülten den Peyote mit Tee herunter. Ich war mehrere Male nah daran, ihn wieder auszuwürgen. Schließlich brachte ich alles hinunter und wartete darauf, dass etwas passierte.

Der "Kräuterhändler" zeigte uns etwas Rinde, von der er behauptete, dass es wie Opium wirkte. Johnny rollte eine Zigarette mit dem Zeug und reichte sie herum.

Pete und Johnny sagten: "Verrückt! Das Zeug ist großartig." Ich rauchte auch etwas und fühlte mich ein wenig schwindlig, und mein Hals schmerzte. Aber Johnny kaufte etwas von der fürchterlich stinkenden Rinde, mit der Absicht, sie an verzweifelte Hippies in den Vereinigten Staaten zu verkaufen.

Nach zehn Minuten begann es mir von dem Peyote schlecht zu werden. Alle erzählten mir:

"Halt es unten, Mann." Ich hielt es noch zehn Minuten aus und rannte dann zur Toilette, bereit, das Handtuch zu werfen, aber ich konnte mich nicht übergeben. Mein ganzer Körper zog sich in krampfartigen Zuckungen zusammen, aber der Peyote wollte nicht hochkommen.

Es wollte aber auch nicht unten bleiben. Schließlich kam der Peyote in einem festen Stück, wie ein haariger Klumpen, nach oben und blieb wie ein Pfropf in meiner Kehle stecken. Es war die schrecklichste Erfahrung, die ich jemals durchgemacht habe. Ein wenig später kam langsam der Rauschzustand durch.

Ein Peyoterausch ist ähnlich wie ein Benzedrinrausch. Du kannst nicht schlafen und deine Pupillen sind erweitert. Alles sieht aus wie eine Peyotepflanze. Ich fuhr im Auto mit den Whites, Cash und Pete. Wir wollten zu Johnny Cashs Platz in den Lomas. Johnny sagte:

"Schau dir die Böschung an der Straße an. Sieht aus wie eine Peyotepflanze." Ich wollte mich gerade umschauen und dachte dabei: "Was für eine verdammt blöde Idee. Die Leute reden sich wirklich jeden Blödsinn ein, wenn sie 'high' sind." Aber es sah wirklich aus wie eine Peyotepflanze. Alles was ich sah, sah aus wie eine Peyotepflanze.

Unsere Gesichter schwollen unter den Augen an und unsere Lippen wurden durch den Einfluss der Droge auf unsere Drüsen immer dicker. Wie sahen wirklich aus wie Indianer.

Die anderen behaupteten, sie fühlten sich wie urzeitliche Menschen, wälzten sich im Gras herum und verhielten sich, wie sie dachten, dass Indianer sich verhalten sollten. Ich fühlte mich nicht viel anders als auf Benzedrin. Wir saßen die ganze Nacht zusammen, redeten und hörten die Platten von Cash. Cash erzählte mir von ein paar Mädels aus Frisco, die ihren Heroinentzug mit Peyote bekämpft hatten. Es schien, als ob sie keine Lust auf Heroin hatten, wenn sie anfingen, Peyote zu nehmen. Einer dieser Junkies kam nach Mexiko und begann, Peyote mit den Indianern zu nehmen. Er nahm es dauernd und in großen Mengen: Bis zu zwölf Buttons auf einmal. Er starb in einem Zustand, der als Polio diagnostiziert wurde. Ich weiß allerdings, dass die Symptome einer Peyotevergiftung und Polio identisch sind.

Ich konnte bis zur nächsten Morgendämmerung nicht schlafen und hatte dann jedes Mal, wenn ich begann einzuschlafen, einen Albtraum. In einem dieser Träume überfiel mich die Tollwut. Ich schaute in den Spiegel, mein Gesicht veränderte sich und ich begann zu heulen wie ein Wolf. In einem anderen Traum hatte ich so etwas wie eine Chlorophyllsucht. Ich und etwa fünf andere Chlorophyllsüchtige versuchten Zutritt zu einem billigen mexikanischen Hotel zu erlangen. Wir werden alle grün und es gibt kein Gegenmittel für die Sucht nach Chlorophyll. Ein Schuss, und du bist fürs ganze Leben drauf. Wir alle verwandeln uns in Pflanzen.

MEIN ERSTER ECSTASY-TRIP

VOM VERSUCH MIT DEM PANZER ZU FAHREN

Ich ging auf das Festival in Reading an der Themse. Die Gruppe "Super Furry Animals" hatte mir versprochen, ich dürfte ihren Panzer fahren. Sie hatten ihn in einen riesigen Technoblaster verwandelt, mit dessen umgebautem Geschützrohr man Brotscheiben in die Menge ausgehungerter Festival-Besucher schießen konnte.

"Creation Records wollen dich den Panzer nicht fahren lassen, Howard. Sie lassen auch keinen von uns dran", sagte Daf, der Drummer der Furries.

"Warum nicht, verdammt noch mal?"

"Irgendwie ist er nicht versichert, glaube ich. Ist auch egal, wir wollen uns sowieso einen Spitfire[1] zulegen, sobald wir Creation aus unserem Panzer rauskriegen."

"Warum wollen die den aber loswerden?" fragte ich.

"Wirtschaftliche Gründe, vermute ich, Howard. Du weißt doch, wie diese Plattenfirmen sind. Außerdem kennen wir niemanden, der dieses verdammte Ding fahren kann. Es ist zu groß für die meisten Straßen. Ein Transporter mit einer Polizei-Eskorte muss ihn überall hinbringen. Die Parkgebühren sind enorm und wir verlangen nie etwas für eine Vorführung mit dem Ding."

"Dann ist das unsere letzte Chance, damit herumzufahren."

Irgendjemand platzte dazwischen.

"Howard, hast du schon mal Ecstasy ausprobiert?"

Es war ein Typ, den ich einige Wochen zuvor in der Bar 'Lorca' im Londoner Stadtteil Stoke Newington getroffen hatte. Wir hatten uns eine Nacht lang zugesoffen und zugekifft und ich hatte davon erzählt, wie ich in den 80ern aufgeflogen war, dass ich gerade erst aus dem Knast gekommen war und dass ich die ganze Rave- und Techno-Kultur verpasst hatte: die Musik und die neuen psychoaktiven Drogen.

"Nein, habe ich noch nicht ausprobiert. Mir liegen Pillen nicht so. Ich möchte lieber sicher sein, was ich nehme. Das geht mit Kraut und Haschisch, aber nicht mit Pillen."

"Und wie ist es, wenn ich dir auf Ehre und Gewissen verspreche, dass diese Tablette aus reinem, unverfälschtem Ecstasy besteht?"

Ich schaute ihm in die Augen. Ich vertraute ihm vollkommen.

Eine halbe Stunde später schaute ich mir den Panzer erneut an. Sie hatten ihn "Think" genannt, ein schönes Wortspiel, denn im Englischen hieß er jetzt "Think Tank", auf Deutsch "Denkfabrik". Die DJs in seinem Inneren ballerten ganze Ladungen hämmernder, dröhnender, galoppierender Techno-Musik in die Gegend. Oben auf dem Panzer und drum herum tanzten frenetische, ernsthafte und gut aussehende menschliche Wesen. Der Panzer pulsierte in der tiefsten Frequenz, sah mich und näherte sich mir emotional stark an. "Think" hatte ein ganz schön beschissenes Dasein gehabt bei seinen Einsätzen in Nordirland, den Falkland-Inseln und Bosnien. "Think" musste ziemlich viel Elend, Sterben und Traurigkeit erlebt haben. "Think" war in Gräben steckengeblieben, hatte sich in blutigem Matsch überschlagen, war mit schlammigem Blut vollgespritzt worden, war beschossen worden, hatte Kopfweh von Handgranaten gekriegt, war eingesperrt und beschädigt worden. Jetzt hatte Gott ihm eine Herzverpflanzung gewährt. Seine Arterien dienten nicht mehr der Artillerie. Eine ganz andere Art Rauch füllte seine Lungen. Er verschoss Freudensalven. Sex tanzte ihm auf dem Kopf herum.

"Jetzt sind wir dran", sagte Daf. "Komm mit uns, Howard. Du kannst ja weiter hinten auf der Bühne stehen bleiben. Ein Klasse-Blick von dort aus."

"Kann ich den Panzer mitbringen?"

80.000 Leute tobten und stampften, während ich mich im Schatten der Boxen und Gerüste versteckte und während mein nepalesischer Joint und mein Ego gleichzeitig explodierten.

"Ich möchte euch jetzt Howard Marks vorstellen", verkündete Gruff, der Lead-Sänger.

"Er wird uns seinen Lieblingssong der Beatles vorsingen."

Diese Idioten! Auf das hatten sie mich nicht vorbereitet. Ich war in Panik. Ich könnte mich abseilen und würde damit meinen Ruf verlieren. Ich würde für immer dem Gespött der Leute landauf und landab ausgesetzt sein. Oder ich könnte nach vorne an die Bühne gehen und einen Beatles-Song mit ziemlich dem gleichen Ergebnis singen. In meinem Hinterkopf versuchten sich ein paar Refrains zu formieren, aber mir fiel absolut nicht ein, wie sie anfingen. Dann versagte mir auch noch die Stimme. Der Panzer winkte mir aus der Ferne zu. Ich versuchte mich an die Vor-Ecstasy-Wirklichkeit zu erinnern und begann zu zählen: eins, zwei, drei, vier ...

Das war's! Neun. Nummer Neun. Die Beatles hatten mal einen Song geschrieben, dessen Text einfach " Number Nine, Number Nine, Number Nine ..." war. Das werde ich singen. Ich grapschte mir das Mikrophon, schrie neunmal "Number Nine", schlenderte von der Bühne und verschwand Richtung London zum Notting Hill Gate Karneval.

Fußnote:

1} Spitfire hieß sowohl ein Kampfflugzeug aus dem 2. Weltkrieg als auch ein Triumph-Sportwagen in den Jahren 1960 – 1980.

PISST NICHT AUF DEN FISCH

MEINE SCHLIMMSTEN ZEHN SEKUNDEN

Es war 2003, beim Glastonbury Festival. Ich hatte gerade meinen Auftritt auf der Lost Stage [die einzige Bühne, die ich finden konnte] hinter mir und machte mich bereit, richtig eine zu rauchen. "Hier ist Michael Eavis. Ich frage mich, ob du uns helfen könntest und zur Pyramid Stage kommen könntest, um ..."

"Klar, Mann."

Eins meiner Lebensziele war es, für Wales ein Tor zu machen, Tina Turner zu knallen und die Hauptattraktion auf der Pyramid Stage zu sein. Ich konnte nicht glauben, was ich da hörte.

"Vielen, vielen Dank. Es ist wirklich schwer, jemanden zu finden, der die nötige Glaubwürdigkeit bei den Festivalbesuchern hat. Ich habe versucht, Fat Boy Slim dafür zu bekommen, aber er kann nicht sprechen. Ich glaube, er hat eine Kehlkopfentzündung."

Für einen DJ ziemlich ungewöhnlich, dachte ich.

"Ich schicke jemanden, der dich abholt."

Jimmy Cliff [eins meiner Idole] war gerade mit seinem Auftritt fertig. Der zuständige Mann kam auf mich zu.

"Du weißt, was du zu tun hast, nicht wahr?"

"Keine Ahnung."

"Nun, es ist uns egal, wenn die Leute in die Hecken scheißen, aber wenn sie dahin pissen, sickert der Urin durch den Boden in unterirdische Bäche und von dort in die Flüsse, wo er die Wassertiere vergiftet. Sag ihnen bitte, sie sollen das nicht tun."

Jimmy Cliff ging von der Bühne. Die Menge schrie nach mehr. Wie konnte ich nach diesem Auftritt auf die Bühne gehen mit dem Satz: "Pisst nicht auf den Fisch."

Es waren die schlimmsten zehn Sekunden meines Lebens.

DOPE-STRATEGIEN FÜR DAS 3. JAHRTAUSEND

LEGALE MÖGLICHKEITEN UM HIGH ZU WERDEN

Der Krieg gegen Drogenkonsumenten nimmt an Intensität zu: Schränke werden nach Grass durchwühlt und Taschen werden von Polizisten und Trotteln auf Pillen gefilzt. Um high zu werden, muss man in diesem Jahrtausend ziemlich ernsthaft und hartnäckig nach alternativen Möglichkeiten suchen – ohne dabei Schaden zu nehmen. Eine nahe liegende Möglichkeit ist, sich auf das platte Land zu verziehen und dort mehr Grass anzubauen. Pflügt die Felder um und sät überall Hanfsamen! Aber die weitsichtigere und leider oft vernachlässigte Methode zur Sicherung der psychoaktiven Ressourcen gegen Anti-Drogen-Brigaden ist der wohlüberlegte Einsatz von Tierprodukten. Die meisten Nebengebäude können zwecks Produktion von Drogen ganz einfach in Zoos und Tiermenagerien umgewandelt werden.

Den Anfang sollte man mit einem Rentier machen. Es ist ein wesentlich interessanteres Haustier als ein Hund oder eine Katze. Rentiere mögen Rauch, fressen Pilze, werden high und ihre Pisse lässt dich ganz einfach abheben. Die Tschuktschen, ein Volksstamm im östlichen Sibirien, haben immer ein paar Beutel Rentierpisse dabei. Und bisher hat noch kein Land Pisse für illegal erklärt.

Auch die gute alte Giraffe hat als Haustier viel psychoaktives Potenzial. Der arabische Humr-Stamm in Kurdufan [Zentralsudan] ist eigentlich strikt abstinent, aber seine Krieger töten Giraffen und kochen deren Leber zusammen mit dem Knochenmark, so dass ein Getränk entsteht, das sie Umm Nylokh nennen. Nach dem Genuss von Umm Nylokh hat man Halluzinationen von Giraffen, die ihre Hälse so weit nach Baumblättern strekken, dass Darwin aus dem Staunen nicht mehr herauskäme.

Man muss natürlich zugeben, dass Giraffen und Rentiere als Haustiere schon ein bisschen weit hergeholt sind und jede Menge Platz brauchen. Wenn man daraus keine Geschäftsidee entwickeln will, ist es also ratsam, etwas kleiner anzufangen. Du kaufst ein Insektarium und hältst dir dort Insekten, die dich so aufgeilen, dass du die ganze Nacht bumsen willst. So ein Aphrodisiakum ist die "Spanische Fliege", die aus Käferflügeln gewonnen wird, und "wenn man sie auf die Fußsohlen, die Hoden und das Perineum schmiert, erzeugt sie eine wunderbare Lust in beiden Geschlechtern und belebt die schlaffen Instrumente der Fortpflanzung". Na ja, es nicht ganz so, aber immerhin juckt es in den Genitalien, so dass es eine wahre Lust ist, sie zu kratzen.

Auch von Ameisen-, Tarantel-, Skarabäus- und anderem Insektengebräu wird berichtet, es turne einen an oder habe viagraartige Wirkung. Da bleibt also viel Spielraum für Experimente, noch dazu für völlig legale. Neben das Insektarium baust du eine Volière, fängst dir ein paar südamerikanische Vögel namens Pitohui und isst sie. Dann siehst du wunderbare Visionen von Paradiesvögeln. Neben die Volière baust du ein Reptilien-Terrarium und einen tropischen Teich. Im Terrarium hältst du dir ganz viele Königs- und andere Kobras. Nimm ihr Gift, bring es in kristalline Form, vermische es mit Hanf-Blütenknospen, stopfe dir eine Pfeife und rauche sie. Dann wirst du die Musik der Schlangenbeschwörer hören.

Den etwas Abenteuerlustigeren und Reicheren schlage ich vor, die Swimmingpools in Aquarien umzuwandeln und darin ein paar spezielle Fische auszusetzen: den Kugelfisch für die Hauptzutat der schärfsten Zombie-Drogen, bestimmte Sorten Meeräsche [Vorsicht wegen Hirnlähmung und Wahnvorstellungen!], den Doktorfisch, der Alpträume verursacht, und den gelben Stachelrochen, der dich geil und high macht.

Wenn du knapp bei Kasse bist, nutze das, was dir Teiche bieten: Wassermolche, Salamander, Frösche und Kröten. Wie unzählige andere, wurde ich schon vom Ablecken von Kröten high – absolut legal. Natürlich geht das nicht mit jeder beliebigen Kröte. Am besten ist die Sonora-Wüsten-Kröte, auch als Colorado-River-Kröte bekannt, mit lateinischem Namen "Bufo Alvarius". Sie lebt in Mexiko und den südlichen Vereinigten Staaten. Ihr Schleim wird ausgedrückt, getrocknet und geraucht. Er enthält Tryptamin 5-MeO-DMT [eine Art Serotonin], jedoch wenigstens viermal stärker als das herkömmliche DMT [Dimethyltryptamin] und erzeugt Halluzinationen von Tod und Traumphantasien. Daraus ist eine Art Kult entstanden, dessen Anhänger sich "Kirche der Kröte des Lichts" nennen. Warum solltest du also nicht deinen Teich mit einem bisschen von diesem Licht auffüllen?

DIE LEGALISIERUNGSKAMPAGNE

EINLEITUNG

Regenerierungsdrogen sind Substanzen, die zu anderen als medizinischen Zwecken verwendet werden. Regenerierungsdrogen verändern unsere Wahrnehmung, unser Denken, unser Fühlen und unser Verhalten. Sie verändern unseren Bewusstseinszustand. Unser Bewusstseinszustand kann auch physisch verändert werden durch Drehen im Kreise, Bungee Jumping, Fallschirmspringen, Hang Gliding, Bergsteigen, Rennfahren, Pferderennen, Hochseil-Artistik und tagelanges Fasten. Unser Bewusstseinszustand kann auch spirituell verändert werden. Es gibt Leute, die ausrasten, wenn sie an Jesus denken, die Priestern ihre Sünden beichten, die sich Gurus offenbaren, die sich Reinigungs-Ritualen unterziehen wie der Taufe oder Puja oder die auf Pilgerreise gehen. Unser Bewusstseinszustand kann sich auch unter psychologischen Gesichtspunkten ändern. Psychiater praktizieren Hypnose und Psychoanalyse. Und Zeitreisen unter psychologischer Anleitung dienen dazu, Neurosen und Phobien aufzuarbeiten.

Es scheint, als ob Aktivitäten, die den Bewusstseinszustand verändern, von den gesellschaftlich vorherrschenden Kräften prinzipiell erlaubt, ja sogar gefördert werden. Staatliche Stellen haben kein Problem, wenn ich high werde vom Klippenspringen oder angetörnt von einem Zauberer oder gebannt von einem Hypnotiseur.

Und warum sollte man nicht annehmen, Behörden wären genauso damit einverstanden, dass Regenerierungsdrogen den Bewusstseinszustand verändern? Und tatsächlich, Behörden stimmten dem zu. Vor hundert Jahren konnte jede Respektsperson in eine britische Apotheke gehen und unter einer ganzen Reihe von Produkten wählen: Cannabis-Tinkturen, Haschisch-Cremes, Kokain-Lutschtabletten und Opium-Extrakte. Man konnte Morphium, Heroin und Spritzen zur subkutanen Injektion kaufen.

Regenerierungsdrogen gibt es, und manche Menschen möchten sie einnehmen. Staatliche Stellen haben versucht, die Leute zu überreden, keine Regenerierungsdrogen zu konsumieren, und sie haben versucht, sie weltweit abzuschaffen. Die Überredungskünste haben nichts gefruchtet und es sieht so aus, als ob Gott oder die Natur oder sonst ein wichtiger Akteur die Erde mit einer ziemlichen Vielfalt von Regenerierungsdrogen versorgt hat.

In jeder Gesellschaft und zu allen Zeiten gab es auf dieser Erde Rauschmittel.

Aldous Huxley:

"Dass die Menschheit in ihrer Gesamtheit je in der Lage sein wird, auf künstliche Paradiese zu verzichten, ist sehr unwahrscheinlich. Die meisten Männer und Frauen führen ein so schmerzliches oder zumindest so monotones, armseliges und beschränktes Leben, ... dass es immer ein tiefes seelisches Verlangen war und sein wird, diesem Jammertal zu entkommen."

DIE LEGALIZE CANNABIS PARTY

WAHLKAMPFREISE: BRITISCHE PARLAMENTSWAHLEN 1997

Der 28. September 1996 war der 68. Jahrestag des Cannabis-Verbots im Vereinigten Königreich. Ich feierte das Ereignis, indem ich im Hyde-Park öffentlich Cannabis-Kuchen aß und ihn an Passanten verteilte. Danach begab ich mich zur Polizeistation Marylebone und gestand mein Vergehen. Ich hatte mich dafür schon vorher beim Dienststellen-Leiter angemeldet. Ich hatte nicht das Gefühl, ich würde etwas riskieren. Nach dreitausend Tagen im Knast würden ein paar Tage mehr nur etwas Nostalgie sein. Zugegeben, damit verletzte ich die Auflagen meiner Entlassung auf Bewährung in Amerika, aber zur Hölle mit diesen Drecksäcken. Zusammen mit 50 Sympathisanten und genauso vielen Reportern präsentierten wir uns, high wie wir waren, dem Bullen am Eingang und erklärten, wir hätten illegale Substanzen verteilt und konsumiert. Sie ließen mich nicht rein. Ich rollte mir einen Joint und rauchte ihn. Die Bullen, weigerten sich, uns festzunehmen. Sie taten so, als wüssten sie von nichts.

Spliffs rauchend gingen wir zurück zum Hyde Park, verteilten noch mehr Dope-Kuchen, mieteten ein paar Liegestühle und zündeten einige Pfeifen und Chillums an. Ähnliche Protestveranstaltungen wurden vor Polizeiwachen in anderen Teilen des Landes durchgeführt. Nicht alle verhielten sich wie die Polizeiwache Marylebone. Ein paar Jungs wurden festgenommen und sahen einer Verurteilung wegen ihres mutigen Verhaltens entgegen. Das ist wirklich verrückt. Gesetzestreue Bürger dürfen kein Dope in Polizeiwachen konsumieren, aber Dope-Schmuggler können es.

Norwich war ein besonders aktives Zentrum der Cannabis-Legalisierungskampagne. Unter den 10.000 dortigen Cannabis-Konsumenten gab es einen schon lange existierenden harten Kern von Marijuana-Rauchern. Und die hatten nun wirklich genug von all dem Scheiß. Jack Girling und Tina Smith, zwei der Hauptinhalierer, fragten mich, ob ich nicht für sie und Gleichgesinnte als Kandidat für das Westminster-Parlament antreten wollte. Jack und Tina hatten fast ihr ganzes Leben lang Drogen geraucht.

"Scheißpolitik", dachte ich mir. "Parlamentarier sind doch der verlogene Abschaum der Menschheit oder Irre. Sie sind die Sorte Rechtsanwälte, die Shakespeare umbringen wollte. Die kümmern sich um niemanden, der unter 30 ist. Die wollen nicht einmal Ecstasy-Kontrollmaschinen in Clubs aufstellen, obwohl sie wissen, dass Hunderte von Kids es dort ausprobieren wollen. Lieber tot als high. Es ist nicht eine Frage von null Toleranz, sondern von null Verständnis. Das macht keinen Spaß. Mit dem Haufen möchte ich keine gemeinsame Sache machen."

"Du könntest dich auf eine Sache konzentrieren", sagte Jack Girling. "Legalisiert Cannabis! Alles andere kann warten."

"Glaubst du, Jack, ein Programmpunkt ist genug?"

"Es ist einer, den die anderen nicht haben. Das ganze andere Partei-Geschwätz kannst du vergessen."

Jack hatte Recht. England hatte die Schnauze voll von Parteipolitik. Die Politiker wichen ja den kritischen Punkten aus. Sie ermutigten die Wähler, eine Partei zu wählen oder gar nicht. Und sie waren ein Haufen Wichser. [Schade, dass es ihre Väter nicht waren.] Eine Stimme für eine Partei mit nur einem Programmpunkt, noch dazu wenn es um das High-Sein ginge, wäre auch ein Schlag gegen das gegenwärtige Scheiß-System und das Partei-Geschleime.

Für die gegenwärtige Drogenpolitik empfinde ich nur abgrundtiefe Verachtung und massive Abscheu. Ich könnte drauf kotzen. Ich habe vier Kinder und ein Enkelkind und liebe sie über alles. Ich möchte nicht, dass sie in der Gosse an vergiftetem Dope sterben oder von Verunreinigungen krank werden. Ich will nicht, dass meine Kinder ihr gesamtes Taschengeld oder ihre hart erarbeiteten Groschen Freizeit-Gangstern geben, die Cannabis nicht von Plastik unterscheiden können und sich einen Dreck darum kümmern, was von beiden sie verkaufen oder wie viel sie dafür verlangen. Ich möchte nicht, dass meine Kinder an MS leiden, oder an Aids, oder an Krebs und ihnen dann grausamer-weise der Vorzug einer natürlichen Kräutertherapie verweigert wird, weil eine Handvoll perverser pharmazeutischer Unternehmen ihre Giftpillen verkaufen will. Ich will nicht, dass meine Kinder kaltblütig von der Gesellschaft bestraft und eingesperrt werden, weil sie harmlose alte und traditionelle Heilverfahren anwenden. Diesen ganzen Scheiß will ich nicht.

"Okay, Jack. Es ist mir eine Ehre, für dich und für diese Sache zu kandidieren. Wie sieht es denn in Norwich aus?"

"Komm und schau's dir an."

Ich musste erst nach Dublin. Ich hatte ein Interview mit Olaf Tyarensen von Hot Press, Dublins Version vom Time Out-Magazine, und wir traten gemeinsam in der "Late, Late Show" auf, zusammen mit der Kelly Family, einem Rechtsprofessor, einer Nonne, zwei irischen Komikern und ein paar schwachsinnigen Prohibitionisten. Ich traf in Heathrow lange vor Abflug ein und drehte mir einen Joint in der Herrentoilette. Die Wirkung dieses Nepalesen setzte beim Abflug ein, als ich gerade ein Exemplar von Hot Press aufschlug. Mein Blick fiel auf einen von Olaf verfassten Artikel über die Koalition der Interessengemeinschaften gegen Drogen, die durch die Innenstadt gezogen waren und Plakate hoch gehalten hatten wie "Hängt alle Drogen-Bosse" und "Drogenhändler aufgepasst". Es wurde mir etwas mulmig. Oder hatte ich nur einen kleinen Schlag von dem Spliff? Nein, ich hatte Angst.

"Und rauchen Sie immer noch Cannabis?", fragte der Moderator Gay Byrne, als wir auf Sendung waren. Ich war noch immer etwas entnervt von dieser feindseligen Atmosphäre.

"Ja", antwortete ich, "so viel ich nur kann."

"Und haben Sie welches dabei?"

"Klar."

Ich habe immer etwas dabei als Glücksbringer.

Einige Minuten später verließ ich das Studio. Olaf kam angesaust.

"Draußen steht die Polizei und stellt alle möglichen Fragen. Versteck bloß dein Dope, Howard. Schau nur um Gottes Willen, dass du es loswirst."

"Wo denn nur?", fragte einer der Komiker. "Hier gibt's nichts zum Verstecken. Wirf es einfach so weit weg, wie du kannst."

"Hier lang", rief jemand.

Unsere Narrentruppe aus Akademikern, Komikern und Dope-Dealern drängelte sich in die Damentoilette, wo auf dem TV-Monitor gerade eine fette, post-menstruale Prohibitionistenkuh rief: "Er sollte nicht Mr. Nice genannt werden. Er sollte Mr. Evil heißen. Er ist ein Mörder."

"Wer ist denn das, Olaf, verdammt noch mal?"

"Das ist niemand anders als Mary Harney, die Vorsitzende der Progressive Democrat Party. Sie ist für einen Drogenboss das, was Elliot Ness für Al Capone war: Er hat ihn zur Strecke gebracht."

"Mein Gott, in was bin ich hier geraten?"

"Wie wär's damit, Howard?"

Olaf deutete auf eine Mülltonne voll mit widerlichem Abfall. Es ging mir absolut gegen den Strich, einen Nepalesen da reinzuwerfen. Der Produzent kam angerannt.

"Alles in Ordnung, Howard. Die Polizei will nicht mehr mit dir reden, aber sie wollen wissen, in welchem Hotel du bist. Du kannst es mir sagen und ich werde es ihnen weitergeben."

Ich sagte es ihm und übernachtete woanders.

Am nächsten Tag ließ ich meine Wut auf Prohibitionisten in einem überfüllten Raum der University of East Anglia raus. Alle Anwesenden schienen das genauso zu empfinden. Warum lassen wir uns das gefallen? Wenn wir Dope nehmen, um high oder gesund zu werden, und keine manipulierte oder vergiftete Ware von irgendwelchen Straßenhändlern haben wollen, wer will uns das verbieten?

"Alle Achtung, mein Freund. Wir geben dir unsere Stimme. Wir werden noch ein paar Freunde aufklären."

"Wie komme ich in die Wählerliste? Ist es zu spät? Ich hätte nie gedacht, dass es jemals etwas geben würde, für das ich meine Stimme abgeben will."

Jack Girling, ein paar andere und ich gingen in die Kneipe 'Brickmakers' Arms'. Ich musste natürlich auch die Wähler kennen lernen, die kein Dope rauchen. Ich trank ein paar Pints an der Bar. Man würde mich wahrscheinlich schnell erkennen. Wenn nicht, würde ich mir einen drehen.

"Du bist doch der Drogen-Pusher, nicht wahr? Und jetzt willst du ein Politiker werden?"

"So ungefähr", antwortete ich. "Aber ich musste nix pushen und ich habe überhaupt keine politischen Ambitionen. Ich möchte nur mehr Freiheit und mehr Fun. Wenn sie Alkohol für illegal erklären würden, wäre ich genauso sauer."

"Dem würde ich zustimmen. Und auch dem anderen. Hast du etwas Stoff dabei?"

Jack kam dazu.

"Alles klar, Howard?"

"Ja, ja. Ich brauch' jetzt nur etwas zum Entspannen, Jack. Das war ein anstrengender Tag. So ein bisschen Techno mit allem drum und dran wäre mir recht. Ist in Norwich nach Mitternacht noch was los?"

"Da musst du den Luis hier fragen. Seine DJ-Gruppe nennt sich 'Off Yer Face'."

Ein Blick in Luis Augen sagte mir, dass er sich mit dieser Nachtzeit auskannte. Wir gingen zu einem Klub namens 'Kitchen'. Es war so dunkel, dass ich mir einen drehen konnte, ohne dass ich checken musste, ob jemand etwas dagegen hatte. Konfetti-Kanonen und alle möglichen Kleiderfetischisten ließen genug Raum für dröhnende Bässe und wilde Hardcore-Musik, ohne dass sich die unterschiedlichen Rhythmen gegenseitig störten. Die Augen waren ekstatisch geöffnet. Die Nasen qualmten.

Als ich wieder in London war, rief ich bei einem Rechtsanwalt an, mit dem ich seit den gemeinsamen Tagen an der Universität Oxford befreundet war.

"Kann jeder für das Parlament kandidieren, auch ein verurteilter Dope-Dealer wie ich?"

"Absolut. Alles, was du brauchst, Howard, ist, du musst am Leben sein und darfst nicht im Gefängnis sitzen, wenn du das Amt antreten willst. Und du musst 500 £ hinterlegen."

"Das heißt, wenn sich zehn hartgesottene Cannabisraucher zusammentun und jeder 50 £ hinlegt, könnten sie jemanden ins Parlament kriegen?"

"Genau. Ein paar hundert potenzielle Stimmen in Wahlkreisen mit knappen Mehrheiten für den ein oder anderen Kandidaten könnten die großen Parteien schon nervös machen. Und bei ein paar Tausend wären sie ganz schön aufgescheucht. Einzelthemen können durchaus etwas bringen. Schau dir die Bewegung für das Frauenwahlrecht an."

"Kann ein und derselbe Kandidat in mehreren Wahlkreisen antreten?"

"Natürlich. Gladstone hat es vorgemacht. Wenn du in mehreren gewählt werden würdest, könntest du aber nur das Amt in einem Wahlkreis annehmen. Und wenn eine Person oder Partei oder sonst was in mehr als 50 Wahlkreisen antritt, dann muss die Regierung fünf Minuten Sendezeit in allen Kanälen zur Hauptfernsehzeit zur Verfügung stellen."

Mir gefällt die doppelte Bedeutung des Wortes Party im Englischen. Ich gründete die "Legalise Cannabis Party" und hoffe, daraus wird eine Nonstop-Party. Ich trat in vier verschiedenen Wahlkreisen an: Norwich Nord, Norwich Süd, Neath und Southampton Test.

Ich kann mich an Orten zeigen, wo andere Parlaments-Kandidaten nicht auftauchen: besetzte Häuser, Techno-Clubs, illegale Kneipen, Puffs, illegale Rave-Partys, Gefängnisse, Plattenstudios, Ecstasy-Treffpunkte, Opium-Höhlen und andere Orte, die von Leuten aufgesucht werden, welche ihren Bewusstseinszustand verändern wollen. Meine Wahlaufrufe sind schon für alles Mögliche verwendet worden, von Klopapier bis Lockenwickler. An den meisten dieser Orte gibt es nicht viele eingeschriebene Wähler, aber viel Spaß. Ein Hascher, der noch viel mehr herumkommt als ich, ist Tricky. Seine Musik fasziniert mich. Sein Trip-Hop ist gruselig. Tricky ist gruselig.

Tricky hat die Energie dessen, was normale Menschen als Gangster oder Super-Raubtier bezeichnen würden. Er trägt ein Kleid und hat den Mut, einem Yankee-Gangster zu sagen, er soll's woanders machen. In ein paar Tagen sollte er an Norwichs University of East Anglia ein Konzert geben. Ich wollte das für meine Kampagne nutzen. Wir verabredeten, unsere gemeinsame Anwesenheit zu feiern.

Während der Wahlkampf-Veranstaltungen in Norwich gab der Labour-Kandidat für Norwich Süd, Charles Clarke, zu, als junger Mann Cannabis geraucht zu haben. Ich fragte Charles Clarke, warum er nicht zu seinen Verbrechen steht. Er sollte seine Zeit im Gefängnis verbringen, wie wir auch. Er antwortete nicht.

Ich traf einen aus den oberen Etagen des Studentenwerks.

"Mr. Marks, Sie können heute Abend nicht zum Tricky-Konzert kommen und politische Statements abgeben. Das wäre nicht fair den anderen Kandidaten gegenüber. Es werden Tausende von Studenten hier sein. Viel mehr als bei den Wahlkampfveranstaltungen, die vom Studentenwerk für alle politischen Kandidaten organisiert werden. Da Sie nicht auftreten dürfen, macht es auch keinen Sinn, dass Sie heute Abend hierher kommen."

"Kein Problem. Ich bin mit der Band hier."

Ich traf Tricky hinter der Bühne.

"Tricky, kann ich mit auf die Bühne kommen und einen Bong und ein paar Joints rauchen?"

"Betrachte meine Bühne als dein Wohnzimmer, Howard. Das gefällt mir. Es macht mir Angst."

"Deine Furcht ist deine Stärke, Tricky. Machen wir es einfach."

Die Rausschmeißer nahmen uns den Bong weg. Tricky sagte, er könnte nicht ohne seine Bühnenausstattung auftreten. Die Rausschmeißer sagten, sie würden uns verhaften, wenn wir den Bong zum Rauchen benutzen würden und riegelten die Bühne ab. Tricky und ich begannen mit der Musik, und die Scheinwerfer schwenkten über die Bühne und beleuchteten die angezündeten Joints. Wir rappten für ein paar Minuten, während denen ich einen leidenschaftlichen Appell losließ, man sollte Ecstacs-Testmaschinen zur Verfügung stellen. Ich bot mich selbst als eine an. Ich paffte in den Bong hinein. Die Rausschmeißer setzten zum Sprung an, während Tricky in die Menge rief: "Vote for Howard. Don't be a coward." *(„Stimme für Howard. Sei kein Feigling.")* Ich warf ein paar Joints ins Publikum, was mir ein paar Stimmen einbrachte.

BESTANDSAUFNAHME UND EIN FAHRPLAN ZUR LEGALISIERUNG VON CANNABIS

DER GEGENWÄRTIGE, ILLEGALE CANNABIS-MARKT

Der heutige Cannabis-Konsument befindet sich am Ende eines Prozesses, der den jeweiligen Bedingungen angepasst ist und aufgeteilt wurde in Produktion, Transport [meist über internationale Grenzen hinweg] und Verteilung auf dem heimischen Markt.

DIE PRODUKTION

Traditionell werden Cannabis-Samen im Frühling gesät und die ins Kraut geschossene Pflanze wird im Laufe des Herbstes geerntet. Unter idealen Bedingungen sind zwei Ernten im Jahr möglich. Ernten bedeutet, die Pflanzen abschneiden und sie nach unten in der Sonne zum Trocknen aufhängen. Wenn sie trocken sind, werden dünne Stängel, Blüten und [leider] Samen zusammengemischt zu normalem Marijuana, während die größeren Stangen und Stängel weggeworfen werden.

Sinsemilla entsteht durch eine ähnliche Methode. Delta-9 Tetrahydrocannabinol [THC], die am meisten psychoaktive Chemikalie im Cannabis, kommt in unbefruchteten Blütenständen vor, die normalerweise als Buds [Knospen] bezeichnet werden. Um diese sehr potenten unbefruchteten weiblichen Blütenstände weiter anwachsen zu lassen, wurden ausgeklügelte Agrartechniken erforscht und entwickelt. In der frühen Wachstumsphase der Pflanze werden alle männlichen Pflanzen eliminiert. Der dadurch erreichte Mangel an Befruchtung veranlasst die weiblichen Pflanzen, ihre Knospen zu vergrößern, um ihre Chance zu erhöhen, vielleicht doch noch männliche Pollen zu erwischen. Das Ergebnis dieses für die Reproduktion sehr frustrierenden Vorgangs ist eine Ernte von besonders harzhaltigen Knospen.

Haschisch entsteht, indem man das Harz aus den Blütenknospen extrahiert. Die traditionelle Methode der Extraktion besteht darin, mit Bekleidung, die gute Haftung bietet, durch die dicht angebauten, erntereifen Cannabisfelder zu gehen und die Pflanzen zu schütteln und zu reiben. Das so gewonnene Harz wird dann zu einer Masse verdichtet.

Das meiste herkömmliche Marijuana aus Exportländern wird von der einheimischen Bevölkerung angebaut. Und Haschisch wird überall auf sehr ähnliche Weise produziert. Die Sinsemilla-Herstellung erfolgt sowohl in den traditionellen Anbaugebieten als auch in den Verbraucherländern mittels des dortigen Eigenanbaus durch sogenannte Home-Grower.

DER TRANSPORT

Der Transport erfolgt über Land, über See oder durch die Luft, zum einen durch Einzelpersonen, die ein privates Fahrzeug, Schiff oder Flugzeug benutzen, und zum anderen durch ein lockeres Netz von Organisationen und Zusammenschlüssen, die auch die bestehenden kommerziellen Transportwege benutzen. Das funktioniert dann über die Bestechung von Polizisten, Zollbeamten, Militärs, Küstenwache und anderen Personen in relevanten Positionen. Der Cannabis-Transport über Grenzen hinweg ist, mit Ausnahme von Kleinstmengen für Forschungs- und Therapiezwecke, im höchsten Maße illegal und hat hohe Strafen zur Folge. Händler machen enormes Geld, aber gar zu viele verbringen etliche Jahre hinter Gittern.

DIE VERTEILUNG AUF DEM HEIMATMARKT

Mit der allseits bekannten Ausnahme von Holland verbieten alle Länder begeistert den Erwerb von auch nur kleinsten Mengen Cannabis für den Endverbrauch. Außer in ein paar durchgeknallten Ländern wie Singapur sind die Strafen für dieses Vergehen verhältnismäßig gering [eher Geld- als Gefängnisstrafen]. Der Verkauf von größeren Mengen Cannabis ist weltweit verboten und kann Strafen nach sich ziehen, die ähnlich drastisch sind wie die für den internationalen Cannabis-Transport. Die Existenz und die Durchsetzung des Cannabis-Verbots bei gleichzeitiger Popularität dieses Krauts hat Myriaden von illegalen Verteilernetzwerken entstehen lassen. Ein Straßen-Dealer hat ein sehr schwieriges Geschäft. Er wird schnell mal verhaftet oder zumindest als ein unsozialer Mensch gebrandmarkt. Über diese Opfer des Cannabis-Verbots wurde schon ausführlich anderweitig berichtet. Darauf gehe ich hier nicht weiter ein, aber man sollte das nicht vergessen.

DIE KOSTEN

Produktion, Export, Import, internationaler und nationaler Transport sowie Einzelhandel von Cannabis müssen hohe Aufschläge verkraften, die durch Beschlagnahmen vonseiten des Staates und durch die Absicherung gegen Polizeispitzel entstehen. Es wird viel Geld dafür verwendet, in das Informationssystem Sicherheitsventile und Schleusen einzubauen, die eine

Art Firewall zwischen den Verteilungsebenen errichten, damit der Schaden nicht gleich auf alle Ebenen durchschlägt, wenn in einem Bereich jemand verhaftet wird. Die Folge ist, dass die gegenwärtigen Import- und Verkaufsfirmen kaum in der Lage sind, Kosten zu reduzieren und wichtige Informationen zu sammeln und weiterzugeben. Obwohl dies einerseits zu dem glücklichen Umstand führt, dass jemand damit seinen Lebensunterhalt finanzieren kann, ist natürlich andererseits die Folge, dass die Kosten und Endpreise des gegenwärtig verbotenen Cannabis notwendigerweise höher sind, als sie es wären, wenn es einen unbesteuerten oder gering besteuerten legalen Markt gäbe.

DIE BLOCKIERER

Ein großer und einflussreicher Teil der Wählerschaft glaubt, dass es von Natur aus unmoralisch ist, Drogen zu konsumieren [wozu nach Auffassung vieler zwar Cannabis zählt, aber nicht Alkohol, Tabak, Tee und die legal verschriebenen pharmazeutischen Produkte] und dass die Menschen sich diesem ethischen Gebot beugen sollten, auch wenn sie nicht damit einverstanden sind. Deutliche und wohlbegründete Argumente für die Legalisierung und Entkriminalisierung von Cannabis haben die Anti-Drogen-Kreuzritter nicht von ihrer irrationalen Haltung abbringen können. Wenn die Anliegen dieser Moral-Diktatoren nicht angemessen behandelt werden, kann man davon ausgehen, dass sie ihre prohibitionistische Haltung massiv verteidigen werden. In allen Ländern haben die Verwaltungsbehörden ein Eigeninteresse daran, den Mythos von den Gefahren des Cannabis-Konsums aufrecht zu erhalten. Viele britische Zollbeamte, Polizisten, die Küstenwache, Rechtsanwälte, Richter, Bewährungshelfer, Gefängniswärter, Sekretärinnen und sonstige Verwaltungskräfte profitieren vom gegenwärtigen Cannabis-Verbot. Ungeheuer mächtige Industriebereiche wie Tabak, Alkohol, Chemiefasern, Pharmazie und Treibstoff haben einen Horror vor der Konkurrenz einer legalen Cannabis-Industrie. Cannabis macht high, erzeugt keine Abhängigkeit, ist total harmlos und wächst fast überall. Weder Gott noch die Natur rücken das Patent heraus. Man muss keine Minen in den Schoß der Erde bohren oder den Regenwald zerstören, um dieses fruchtbare Kraut zu ernten. Darüber könnte so mancher multinationale Konzern bankrott gehen.

DAS ZIEL: EIN LEGALER CANNABIS-MARKT

VORTEILE

Für die Legalisierung sprechen zahllose Vorteile. Der Cannabis-Konsument braucht seinen Cannabis nicht mehr von illegalen Quellen zu beziehen, die gesetzestreue Bürger zu illegalem Tun zwingen. Die mit der Prohibition einher gehenden Verbrechen [u.a. Mord, Gewalt, Kidnapping, Diebstahl und Betrug] und deren negative Folgen werden verschwinden. Alle, die an Asthma, Glaukom, Epilepsie, Krebs, Bronchitis, Aids, MS, Migräne, Geilheit und Schlaflosigkeit leiden, werden durch Cannabis höchstwahrscheinlich Erleichterung erfahren. Die unangenehmen Nebeneffekte, die von ärztlich verschriebenen Beruhigungsmitteln, Schlafmitteln, Schmerzstillern und Anti-Brechmitteln ausgehen, werden durch ein angenehmes High-Sein ersetzt.

REGULIERUNG

Eigentlich alle Vorschläge zur Legalisierung von Cannabis haben dies gemeinsam:

1] der Cannabis-Konsum lässt sich nicht unterdrücken,
2] öffentlich gehandelter Cannabis muss mit einer deutlich formulierten und staatlich sanktionierten Gesundheitswarnung versehen werden,
3] Cannabis darf nicht an Minderjährige verkauft werden.

Unterschiedliche Auffassungen gibt es bei den diversen Legalisierungsvorschlägen, ob überhaupt und wie weit staatliche Stellen eingreifen sollten. Monopole oder fast monopolistische Zustände herrschen vor, wenn das Hauptgeschäft von einem oder einigen wenigen Unternehmen oder einer staatlichen Agentur betrieben wird. Einige Legalisierungsmodelle schlagen ein staatliches Verteilungsmonopol vor, wobei Werbung verboten sein sollte. Solch ein System führt meist zu einer zwar stabilen, aber hoffnungslos verkrusteten bürokratischen Struktur, in der Beamte nach Verwaltungsvorschriften handeln. In einem oligopolen Modell schließt sich eine Handvoll Firmen zu einem Kartell zusammen, das den Markt beherrscht. Zudem wäre dieses System gleichermaßen durch Bürokratie paralysiert. Am anderen Ende des Spektrums sähe es so aus, dass eine große Anzahl von relativ kleinen Privatunternehmen gemäß staatlich vorgegebenen Regeln miteinander konkurrieren würde. Andere wiederum möchten eine Staatsbeteiligung so klein wie möglich halten, auch, um den Staat dafür zu bestrafen, dass er Gewalt und die anderen negativen Folgen der Prohibition gegen eine ganze gutmütige und friedliebende Generation in Gang gesetzt hat. Obwohl die Behinderung des Cannabis-Marktes sich so wenig rechtfertigen lässt wie die Behinderung von anderen Märkten, ist kaum anzunehmen, dass sich die Regierungen in Großbritannien und anderswo aus diesem Geschäft heraushalten werden. Regulierungsmaßnahmen sollten höchstens dazu dienen, offensichtliche zufällige oder geplante Fehlentwicklungen zu korrigieren, die von den bisher unregulierten Produzenten und Händlern verursacht werden. Die Regierung sollte mit ihrem Regulierungs-Knüppel nur eingreifen dürfen, wenn man davon ausgehen kann, dass dadurch die Zufriedenheit des Konsumenten erhöht wird. Schließlich sollte Cannabis auf dieselbe Weise zur Verfügung gestellt werden wie Tee, Kaffee oder medizinische Kräuter. Schon jetzt ist ein Trend zurück zur Medizin auf der Basis von organischen Produkten erkennbar. Dafür ist zum Teil die zunehmende Verbreitung asiatischer Kräutermedizin verantwortlich und zum anderen Teil das öffentliche Misstrauen gegenüber geldgierigen pharmazeutischen Unternehmen, die absichtlich den Gebrauch pflanzlicher Produkte unterbinden, um die Gewinnmargen ihrer patentierten synthetischen Chemikalien zu erhöhen. Agrarprodukte sind im Allgemeinen nicht von den Gesetzen betroffen, die für industriell erzeugte Nahrungsmittel gelten. Psilocybin-haltige so genannte Zauberpilze etwa, wie der Mexikanische Kahlkopf, sind von Drogen- und Verbrauchergesetzen nicht betroffen. Cannabis sollte es auch so gut haben. Leider wird wohl legalisierter Cannabis einmal genauso reguliert werden wie Tabak und Alkohol. Organisationen, die für die Legalisierung eintreten, zögern, dagegen zu argumentieren, wahrscheinlich weil sie denken, man könnte ohne solche Zugeständnisse sowieso nichts erreichen.

WER SOLL DIESE ZIELE UMSETZEN?

Seit den 1960er-Jahren galt es als sicher, dass große Tabakkonzerne wie Philip Morris in Erwartung der Legalisierung von Cannabis bereits Namen wie "Acapulco Gold“ und "Panama Red“ als eingetragenes Warenzeichen hatten registrieren lassen. Ich kenne viele Leute, die sich da absolut sicher sind. In Wirklichkeit stimmt das aber nicht. 1970 durchforstete eine Gruppe namens Amorphia die Akten des US-Patentbüros und fand heraus, dass niemand den Namen Acapulco Gold hatte registrieren lassen. Amorphia beantragte daraufhin eine Registrierung dieses Namens, weil sie ihn für Zigarettenpapier verwenden wollten. Der Antrag wurde abgelehnt, weil Acapulco Gold ein Gattungsbegriff für eine Marijuana-Version ist. Und Gattungsbegriffe können nicht als Markennamen geschützt werden. Das macht natürlich gar nichts, denn "Mr. Nice's Bullshit" wird sich gegenüber "Panama Red" durchsetzen, wenn er besser schmeckt. Dieser Copyright-Mythos hat zu der Annahme geführt, dass Tabakkonzerne ein Interesse an der Vermarktung von legalem Cannabis hätten. Es gibt aber überhaupt keinen Grund, dass Tabakkonzerne mehr als andere Unternehmen am Einstieg in das Cannabis-Geschäft interessiert sein sollten.

Ich glaube, es wäre am besten für den legalisierten Cannabis-Vertrieb, wenn er von solchen Leuten durchgeführt würde, die schon am jetzigen illegalen Cannabis-Handel beteiligt sind und entsprechende Erfahrung haben. Zwar könnten nach einer Legalisierung andere Fertigkeiten im Bereich von Import und Einzelhandel gefragt sein [Führerschein, Transport- und Logistik-Kenntnisse sowie buchhalterische Fähigkeiten statt Durchsetzungsvermögen auf der Straße und Verschlagenheit], aber das gilt nicht für den Produktionsprozess, wo die bisherigen Fertigkeiten nach wie vor gefragt sein werden. Letzteres trifft auch auf den Export aus den Ländern zu, die seit jeher Cannabis angebaut haben. Die Ausfuhr von illegalen Gütern aus diesen Ländern unterscheidet sich wenig oder gar nicht vom Exportverfahren bei legalen Gütern: Die zuständigen Stellen werden geschmiert und die Sache läuft. Es wäre schon schade, wenn man nicht die vertrauensvolle und fruchtbare Zusammenarbeit bewahren würde, die sich im Laufe der Zeit zwischen Produzenten [und anderen Beteiligten in den Ursprungsländern] und den Importeuren in den Zielländern entwickelt hat.

DIE WAHRSCHEINLICHKEIT EINER VERÄNDERUNG

Es gibt mehr Marijuana-Raucher im Wahlalter als je zuvor. Und auch viele Leute, die kein Cannabis konsumieren, haben erkannt, dass er harmlos ist und halten den Widerstand gegen die Legalisierung für irrational. Ältere und meist konservative Politiker scheiden, wenn auch quälend langsam, aus der Politik aus. Obwohl der junge Politiker-Nachwuchs bisher wenig zu einer vernünftigen Haltung beigetragen hat, werden irgendwann einmal politische Führer auftreten, die zugeben, dass sie Marijuana-Raucher sind. Inzwischen häufen sich auch die Beweise für die therapeutischen

Vorzüge von Cannabis, die selbst von angesehenen medizinischen Koryphäen bestätigt werden. Cannabis muss jetzt nur noch gesellschaftsfähig werden. Bisher galt, dass die Unterschichten dazu neigen, Cannabis als Rauschmittel zu benutzen, während es in der Oberschicht als anregendes Genussmittel gilt. Damit werden die Arbeiterschichten weiterhin kriminalisiert, während die Aristokraten lediglich als dekadent angesehen werden. Je mehr Cannabis in die Mittelschicht eindringt, umso mehr verwischt sich der Unterschied zwischen Dekadenz und Verbrechen, und die Legalisierung ist unvermeidlich.

DER VERÄNDERUNGSMECHANISMUS

Der Übergang von einem gegenwärtig illegalen Markt zu einem normalen Markt wird nicht über Nacht passieren und wird auch nicht glatt gehen. Große Teile der Öffentlichkeit werden einen solchen Wandel nicht wollen und werden sicher nach ihnen notwendig erscheinenden Schutzmaßnahmen rufen, bevor sie einem Legalisierungsprozess zustimmen. Der Verkauf wird vielleicht auf staatlich zugelassene Händler oder ausgebildete Apotheker beschränkt. Es wird massive Versuche geben, eine Regelung wie bei Alkohol und Tabak zu erzwingen. Wahrscheinlich werden Drogen-Testverfahren in manchen Berufsbereichen dramatisch zunehmen. Es wird allerlei Strafmaßnahmen aufgrund von Kontrollen im Verkehr und am Arbeitsplatz geben, wenn Spuren von Cannabis im Urin entdeckt werden.

Obwohl ich niemanden kenne, der sich wegen gesundheitlicher Schwierigkeiten nach Cannabis-Genuss in ärztliche Behandlung begeben hat, werden die Legalisierungsgegner ins Feld führen, dass damit das öffentliche Gesundheitswesen zusätzlich belastet wird. Daraus könnten alle möglichen Forderungen nach Besteuerung und Regulierung erwachsen.

Das konstante Medien-Bombardement mit bewusst ausgesuchten Phrasen wie "Verbrechen im Drogenumfeld" statt der richtigeren Bezeichnung "Verbrechen als Folge des Drogenverbots" wird ebenfalls für eine Schein-Aufgeregtheit sorgen, die bei einer Übergangsregelung berücksichtigt werden sollte.

Einige vorläufige Auflagen werden darin bestehen, die Ware mit Etiketten zu versehen, die Auskunft geben über THC-Gehalt, Reinheitsgrad, Ursprungsland, Herstellungsdatum und sonstige Merkmale. Dagegen werden die Legalisierungs-Befürworter wohl kaum Einwände haben.

Es wird aber auch aus einem ganz unerwarteten Lager Widerstände gegen die Legalisierung geben. Hartgesottene Pot-Raucher, die an hohe Dosen gewöhnt sind, glauben, dass bei einer Legalisierung von Cannabis entweder die Regierung oder Big Business oder beide zusammen sowohl die Qualität als auch die Quantität von Cannabis reduzieren werden. Viele Konsumenten werden weiterhin Cannabis in der gewohnten Art kaufen wollen. Die Kommerzialisierung und andere kapitalistische Praktiken könnten Cannabis zu einem harmlosen, wirkungslosen Design-Produkt werden lassen, so wie nicht-alkoholisches Bier und vorgeschnittenes Brot in Plastiktüten. Legalisiere den Stoff und mache ihn dann so schwach, dass niemand mehr high wird davon. Für solchen amerikanisch-puritanistischen Firlefanz besteht keine Notwendigkeit mehr. High zu werden, ist okay.

DIE WEIHNACHTSGESCHICHTE

Ich träume von einer weißen Weihnacht, bei der ich high bin, wie immer. Will ich, dass sich das puderige Zeugs in meiner Nase auflöst? Oder möchte ich das eisige Zeugs in meinen Händen halten, die haschrollenden Fertigkeiten meiner Hände wieder aktivieren und Schneebällchen rollen, die einzigen Merkmale zur Unterscheidung zwischen Schneemann und Schneefrau? Wann hat es jemals in Bethlehem geschneit?

Dies und andere Weihnachts-Lügen waren für mich die ersten Beweise, dass meine Eltern bereit waren, die Wahrheit zu opfern zugunsten von etwas, das ihnen wichtiger war als Ehrlichkeit. In ihrem Fall bedeutete es, die Zuneigung zu ihren Liebsten zum Ausdruck zu bringen [indem sie Geschenke verteilten], wohltätig zu sein [indem sie Menschen in Not halfen] und Glauben zu bekunden [indem sie trotz überwältigender Zweifel an etwas glaubten]. All dies waren für sie höhere Ideale als die offensichtlichen Fakten. Aber warum nur dieses Getue mit einem heiligen Nordpol-Bewohner namens Heiliger Nikolaus, der den fliegenden Teppich der Ungläubigen in den Hintergrund drängt, warum das Bemühen, die auf den Besenstielen reitenden Hexen so darzustellen, als ob sie mit einem Holzstück wichsten, während man selbst Socken und Strümpfe aufhängte? Dieser heilige Eskimo, der den Jahresvorrat an Dope mithilfe eines Karrens ausliefert, der von mehreren RPs [Reindeer Power/Rentierstärken, nicht Pferdestärken!] angetrieben wird. Keine Chance, ihn zu schnappen, auch wenn die Polizei aufpassen sollte: Er beliefert durch den Kamin. Echt cool! Und dann sind da noch Pfefferkuchen, Zuckerbäckereien, Palmzweige, König Wenzislaus, Kekse, Weihnachtsbäume, Engelchen, Fasan- oder Gänsebraten, jede Menge Nachtisch, gar nicht zu reden vom Flirten und Bumsen mit den Nachbarn unter dem Mistelzweig und von Jungfrauen, die Kinder in Ställen zur Welt bringen, über denen Sterne so hell leuchten, dass sie stark parfümierte, aber weise orientalische Despoten anlocken.

Dass an Weihnachten eigentlich die Geburt von jemandem namens Jesus Christus gefeiert werden sollte, spielt die geringste Rolle. Einige sagen, er war Gott und Gottes Sohn zugleich, geboren aufgrund einer unbeflekkten Empfängnis, gezeugt durch ihn selbst. Logischerweise überführt das ihn als einen Inzest treibenden Motherfucker. Andere sehen in ihm auch böswilliger- weise einen geistig verwirrten Schwulen. Viele halten ihn einfach für einen coolen Typen, dessen Vater ein Zimmermann und dessen Mutter eine süße Lady namens Maria war. Vor Jesus Christus gab es nicht sehr viel Liebe auf dieser Welt, zumindest nicht im Alten Testament. Ein sanfter, friedlicher und reiner Typ, das ist sicher. Friedlich wie ein Lamm. Und während die Hirten nachts bei ihren Herden waren, bekam Maria ihr kleines Schaf. So entstand der Kinderreim "Mary had a little lamb."

Als der Alkohol während der Hochzeitsfeier eines seiner Kumpel ausging, wandelte Jesus Wasser in Wein um. Zur Vorbereitung dieses Vorgangs war er schon mal übers Wasser gelaufen. Als er erfuhr, dass ihn Judas verraten hatte, schnappte er sich eine Flasche Rotwein, spülte sie hinunter und verkündete, man sollte seiner gedenken, indem man sich ebenfalls vollaufen ließe. Er ist der wahre Weinstock. Also lasst uns das Blut Christi in Strömen zu uns nehmen, um Christi willen. Tritt weg und du wirst Gott sehen.

Die Bibel porträtiert Christus als einen Workaholic, der sieben Tage in der Woche arbeitete, keine Mistelzweige aß, ein Menschenfischer war und einen Gästepass hatte, mit dem er zu allen Plätzen gelangen konnte, die in, exklusiv oder wichtig waren. Warum sollte man enthüllen, dass er ein erdgebundener Druide war, der als Steinbock-Geborener im Dezember zur Welt kam und am Sonntag gerne durchschlief?

Das erste christliche Königreich war Britannien unter König Arthur, bevor die Engländer [Angeln], Franzosen [Sachsen] und Deutschen [eine Art Wikinger] es eroberten. Die galanten Ritter der Tafelrunde waren oft abgefüllt und beschäftigten sich intensiv mit magischen Schwertern, walisischen dope-dealenden Zauberern, Bumsen und der Suche nach dem Heiligen Gral, einem Kelch, der einen unerschöpflichen Vorrat an Rotwein hatte, welcher einen unheimlich stark antörnte, weil er sorgfältig gemischt war mit dem Menstruationsblut der Maria Magdalena, der ersten heiligen Hure. Warum erwartet man von uns, dass wir bei der Kommunionsfeier, noch dazu ganz selten, einen Fingerhut voll mit einer krank machenden Flüssigkeit trinken, die nicht mal so stark ist wie ein beschissenes Durchschnitts-Pils? Was für ein Gemeinschaftserlebnis ist das? Wenn die Rentiere mit ihrem Karren am Himmel entlang düsen, darf sogar Rentier Rudolf sich zudröhnen, stolz seine rote Nase zeigen und Teil der Indoktrination sein, die wir als Kinder durchmachten.

SYLVESTER

Während sich das Jahr 1999 dahinzog, dämmerte uns Grüblern und Denkern, dass der 1. Januar 2000 Ergebnis einer ziemlich willkürlichen Zeitgebung war. Begann man mit dem Zählen am Todestag von Christus oder am Tag, als er geboren wurde? War die Geschichte, seine Geschichte richtig? Wo blieb beim Zählen von 1 v. Chr. nach 1 n. Chr. überhaupt die Null? Warum hielten es Päpste und Könige für nötig, den Kalender zu manipulieren und willkürlich das Datum von Tagen zu ändern? Warum gab es Schaltjahre? Warum gab man den Monaten unterschiedlich viele Tage? Und was ist mit den Tagen und den Nächten? Die einzigen konstanten Zeiteinheiten waren solche, die wir selbst erfanden: die Woche und die Stunde. Das irdische Sylvester spiegelt kein einziges bedeutsames Himmelsereignis wieder. Es ist alles Beschiss.

Aber für die, die es nötig haben, ist es eine gute Rechtfertigung, einen drauf zu machen. Ich hatte für Sylvester 2000 eine Prioritätenliste erstellt:

1] Teilnahme an einer Rave-Party bei den ägyptischen Pyramiden. Diese hatte eine Gruppe von Bewusstseinserweiterern aus Englands West Country angekündigt. Sie kannten zufällig einen Großkopferten im Tal der Könige. George W. Bush und andere Vertreter der Weltherrschaft des Kapitals hatten sich angekündigt, um der Erneuerung des Oberteils der Großen Pyramide und der Wiederbelebung der Sphinx beizuwohnen. Elvis war auch eingeladen. Fatboy Slim sollte etwas darbieten.

2] Leitung der Feierlichkeiten anlässlich der Jahrtausendfeier der Sklavenfreilassung auf Ibiza. In den letzten zwei Jahren hatte ich den Spätfrühling und den Sommer damit verbracht, die 14 Montag-Nacht-Partys des Vereins zur Sklavenfreilassung als DJ zu betreuen. Die Partys fanden im 'Privilege' [weltweit größter Club mit Platz für über 10.000 feierwütige Gäste] und im 'Space' statt [der hedonistische Himmel für den harten Kern der Headbangers]. Für alle, die teilnahmen, war klar, dass Ibiza ein auserlesener Ort war. Er zog alle wichtigen Leute an, vor allem solche, denen daran gelegen war, die Welt von der Unterjochung durch Dope-Verbot, Sex-Verbot und Scheißmusik zu befreien. Man hatte allen Grund zu glauben [siehe Nostradamus und andere], dass nur Ibiza überleben würde, wenn am 31. Dezember die Welt unterginge. Fatboy Slim sollte etwas darbieten.

3] Zu Hause in Palma bleiben und Drogen konsumieren. Ich hatte noch einige walisische Pilze und etwas Hasch. Es würde keine Probleme mit dem Autofahren geben und kalt würde es auch nicht werden. Ich hatte genug Alkohol und Fressvorräte. Fernseher, Playstation, Computer, Videorekorder, Digitalkamera, Videokamera, Heizplatte, Backofen, Wasserleitung, Zentralheizung und Strom würden ohne Furcht vor dem Jahrtausend-Bazillus funktionieren. Ich könnte die Plattenspieler anschließen und was von Fatboy Slim auflegen.

UNTERWEGS

Howard Marks hat sich in den letzten Jahren zusätzlich einen Namen als Reiseautor gemacht. Bedingt durch seine ausgesprochen genaue Wahrnehmung von Details und seinen ungemein flüssigen Erzählstil, ist er für die britischen Medien ein gefragter Berichterstatter geworden.

Howard selbst empfindet das Reisen als ausgesprochen angenehm. Er verbindet bei diesen Gelegenheiten das Angenehme mit dem Nützlichen, wobei er diesbezüglich einen höchst ökonomischen Stil entwickelt hat.

Seine Reiseberichte erscheinen zu einem großen Teil im Observer, der ihn häufig in die Welt schickt. Man lässt ihm weitestgehend freie Hand, verlässt sich auf sein ausgeprägtes Näschen beim Auffinden von berichtenswerten Örtlichkeiten, Personen und Begebenheiten. Howard wird´s schon machen. Man weiß, dass er sich allerorten zurechtfindet und garantiert mit einer interessanten Reportage zurückkehrt.

Dass sich bei Howard Marks längst nicht alles um Dope dreht, zeigen diese Berichte überdeutlich. Trotzdem oder gerade deshalb, haben wir einige seiner besten Reiseberichte in die deutsche Ausgabe von "Dope Stories“ integriert. Die nachfolgenden Berichte sind geografisch von West nach Ost sortiert. Ein anderes Kriterium bei der Zusammenstellung kam nicht zum Tragen.

REISEN PER ANHALTER

ERINNERUNGEN AN DÄNEMARK

Das Jahr für eine Auszeit nach der Schule, das ich mir gönnte, verbrachte ich damit, in schmutziger Kleidung und ohne festen Plan per Anhalter durch Großbritannien und das restliche Europa zu reisen, wobei ich mich wie Jack Kerouac in seinem Buch On The Road fühlte. Eine meiner Europareisen führte mich nach Dänemark, wo mir das Geld ausging. Es war Mitte September und eine kalte Nacht kündigte sich an. Ich befand mich in einem teutonischen Ödland, das bestenfalls geeignet war für Soldaten, Fernfahrer, abgehärtete Bauern und deren einfältige, hinterwäldlerische Nachkommen. Im Mittelpunkt des Interesses einer Kleinstadt zu stehen war jedenfalls keine angenehme Situation für einen verarmten, gestrandeten Zwanzigjährigen mit einer Rolling-Stones-Frisur [und einem Schal des Colleges, für das er sich angemeldet hatte]. Ich sah wie ein räuberischer Beduine aus, ganz in Wolle gewickelt, mit einer Hand tief in der Tasche und der anderen im Ärmel versteckt, dazu meine Wolljacke wie ein Turban auf dem Kopf. Trotzdem wunderte ich mich, dass niemand anhielt. Sie fuhren einfach an mir vorbei. Die meisten schauten weg. Andere signalisierten mir, warum sie nicht anhielten. Eine geöffnete Hand bedeutete, das Auto war voll besetzt. Eine Kreisbewegung mit einem Finger zeigte an, dass der Fahrer in der Gegend bleiben würde. Ein Schulterzucken signalisierte, dass ich dem Fahrer so egal war wie die Vorjahresmode. Nach zwei Stunden vergeblichen Wartens gab mir ein wohlwollender Opa den Hinweis, meine Chancen wären besser, wenn ich mich ein bisschen weiter, außerhalb der Stadt hinstellte. Mich fröstelte. Ich watschelte ein Stück weiter und wartete auf eine Mitfahrgelegenheit gegenüber der nächsten Tankstelle, deren Zufahrt durch ein unmenschlich grelles Halogenlicht angestrahlt wurde. Mein Anhalterdaumen war halb gefroren von der Kälte und mein Hirn war fast abgestorben von den vergeblichen Versuchen, durch Gedankenübertragung jedes vorbeifahrende Auto zum Anhalten zu bringen. Ich sprach mir die Mantra der Anhalter vor: "Wenn es eine Straße gibt, muss es auch Autos geben. Früher oder später wird mich eins mitnehmen."

Per Anhalter reisen hatte man mir als kostengünstig, anstrengend, heilsam, umweltfreundlich und seelisch bereichernd geschildert. Ich wusste jetzt, was damit gemeint war. Erstens: Mitgenommen zu werden war die

Aufgabe, aber das tagelange Laufen in vermutlich frischer Luft kann sehr stärkend sein. Zweitens: Eine Nacht auf einer kalten und einsamen Landstraße rückt einem die Perspektive zurecht. Man nimmt sich nicht mehr so wichtig und es wird einem auf brutale Weise klar, wie unbedeutend jeder von uns ist. Das bringt einen zum Nachdenken über die eigene Rolle im riesigen, teilnahmslosen Räderwerk der Natur. Die Situation hing mir zum Hals heraus. Was machte ich falsch? Ich war eigentlich gut vorbereitet. Ich hatte ein Schild, auf dem deutlich zu lesen war, wohin ich wollte. Ich hatte einen kleinen Dope-Brocken dabei – was angeblich gerne als Dankeschön für das Mitnehmen akzeptiert wurde. Ich hatte sorgfältig die Konversation einstudiert, die ich beginnen würde, sobald jemand anhalten würde. Ich würde harmlose und sinnlose Fragen stellen und niemals eine eigene Meinung äußern. Wenn mich ein schwitzender Psychopath mitnehmen würde und über Nigger und Schwule lästern würde und behaupten würde, Frauen seien Nutten, die einen nur kastrieren wollen, würde ich ihm nicht sagen, dass er paranoid sei. Ich hatte mir auch schon ausgemalt, wie ich mit einem müden Fahrer umgehen würde: entweder früher aussteigen als geplant, oder für eine Pause oder ein Essen zahlen oder sehr laut singen, um alle wach zu halten und so für meine eigene Sicherheit sorgen. Ich wusste, je heruntergekommener ein Auto aussah, desto größer war die Chance, dass es anhalten würde. So lächelte ich und hob meinen Daumen erwartungsvoll bei jeder Krücke, die sich näherte. Trotzdem hatte ich kein Glück.

Dann hielt plötzlich ein Auto. Allerdings schon einige Meter weiter. Hinter dem Steuer saß der etwas zweifelhafte Glücksfall eines jeden Trampers – der vereinsamte Trinker. Nur ein kleiner Prozentsatz aller Autofahrer nimmt Anhalter aus purer Freundlichkeit mit. Einige tun es, weil sie sich an das eigene Schicksal erinnern, als sie selbst per Anhalter reisten. Andere hoffen auf einen Lebenspartner. Manche wollen mit ihrer harten Meinung angeben oder ihr chaotisches Leben erklären. Die Geschichte vom verpfuschten Leben {von der turbulenten Beziehungskiste bis zum verzweifelten Selbstmordversuch} ist das übliche Zugeständnis, das ein Tramper gegenüber dem vereinsamten Trinker machen muss. Vielleicht bittet er auch noch um ein bisschen Benzingeld, um seinen Alkohol-Level und das damit zusammenhängende Elend aufrechterhalten zu können. Der Fahrer legte einen Gang ein und schaute nach hinten, um die paar Meter zu mir zurückzufahren. Stattdessen machte das Auto einen Satz nach vorne. Der Fahrer versuchte es erneut, diesmal mit Erfolg und ruckelte zurück bis ungefähr dahin, wo ich stand. Ich ging zum Fenster des Fahrers. Es war eine

Frau. Sie sah recht abgefüllt aus, aber stellte sich höflich als Anna vor. Ich stotterte ein "Dankeschön" heraus.

"Kannst du das Ding hier fahren, Engländer?"

"Klar. Wollen Sie nach Deutschland?"

"Ja, ja, wo auch immer du hin willst. Steig ein. Ich bin müde und will nicht mehr fahren."

Seit damals sind meine Freude und mein Interesse am Trampen nur permanent gesunken – bis hin zu Langeweile und Frustration. Trotz meines hartnäckigen Bemühens, eine weitere Anna zu finden [„Ich muss sie finden und wenn ich um die ganze Welt trampe."] oder ein ähnliches Abenteuer zu erleben, war ich von den Misserfolgen so frustriert, dass ich schließlich das Reisen per Anhalter aufgab.

Heutzutage trifft man viel weniger Tramper als damals, wofür es alle möglichen Erklärungen gibt: mehr Leute haben ein eigenes Auto, öffentliche Transportmittel sind billig und ausreichend vorhanden und es gibt gefährliche Irre auf den Straßen.

Einfache und spontane Mitfahrgelegenheiten existieren, seitdem Transportmöglichkeiten vorhanden sind. Aber den ersten ernsthaften, akademischen Versuch, das Reisen per Anhalter zu beschreiben, fand ich [unter Zuhilfenahme aller elektronischen Ressourcen des 21. Jahrhunderts] in John Schlebeckers Beitrag An Informal History of Hitchhiking [The Historian, Band 20], der erst 1958 erschien. Obwohl Tramper bereits in den 20er-Jahren in Amerika auftauchten und seitdem überall präsent waren, blieb das Betteln am Straßenrand um Mitfahrgelegenheiten einer der wenigen amerikanischen Beiträge zur menschlichen Zivilisation, der von Historikern nicht angemessen untersucht wurde. Entsprechend gibt es nur hie und da Überlegungen, die auf persönlichen Erfahrungen basieren, aber nicht auf systematischen Erkundungen. So liegt auch nichts oder sehr wenig an statistischen Erhebungen zum Verhältnis zwischen Verbrechen und Reisen per Anhalter vor, aber jede Menge negative Einstellung, die von Sensationsmeldungen über Mord und Vergewaltigung im Zusammenhang mit Trampern herrühren. Jeder hat schon von den schrecklichen Dingen gehört, die Anhaltern passiert sind. Von den vielen erfolgreichen und glücklichen Trampern erfährt man kaum etwas. Man muss ja auch kein Anhalter sein, um ausgeraubt, vergewaltigt oder ermordet zu werden. Trampen setzt Vertrauen auf beiden Seiten voraus. Und wenn man es lange genug macht, wird auch etwas passieren.

RUM, REGGAE UND REEFER

EIN WOCHENENDE IN JAMAIKA

Abhauen ist ein Kinderspiel: Schultere einen Rucksack und reise per Anhalter, leg dir einen Skinhead-Haarschnitt zu und fliege nach Goa, rauche zum Abheben Marijuana, checke in ein Gefängnis ein, lass dich von einem Hurrikan wegblasen, leg dir eine Verkleidung zu und miete dich in ein möbliertes Zimmer in Londons Stadtteil Shepherd's Bush ein oder geh einfach schlafen. Natürlich gibt es überall dicht besiedelte Gebiete, in denen die Leute vergeblich versuchen, einander aus dem Weg zu gehen. Das gilt auch für die Karibik, die für jeden, der, aus welchem Grund auch immer, abhauen will, alle nur denkbaren Formen der Unterbringung bietet, von minimalistisch bis top-elegant. Jamaikas Hotels aller Kategorien, von den heutigen monströsen Komplexen bis zu den traditionellen Grandhotels, fördern entweder das gegenseitige Kennenlernen der Gäste oder schaffen für sie dezent eine Atmosphäre der Exklusivität und Abgeschlossenheit. Entspanne dich in einem echten Plantagen-Herrenhaus oder in einem Disneyland-Plastik-Schloss. Kurve besoffen in einem Golfkarren durch eine Wohnanlage in georgianischem Stil. Buche Übernachtung mit Frühstück in einer Prominenten-Unterkunft, im Regenwald oder in einem Märchengarten. Stürze dich in die hoffentlich perversen Vergnügen, zu denen Neonlichter mit Bezeichnungen wie 'Hedonismus II' einladen. Erfreue dich an eher konventionellen Vergnügen wie Flitterwochen, Geschäftsessen, Familienfeiern und Altentreffen mit Viagra-Anwendungen.

Aber wer braucht schon Urlaub? Das Streben nach Ferien und Pensionierung ist bloß ein Zeichen für Unzufriedenheit mit einem Job. Wechsele lieber mal deinen Beruf. Vorigen Monat führte mich meine neue Tätigkeit [freier Mitarbeiter zur Erkundung spritziger, geiler und psychoaktiver Reiseveranstaltungen] nach Jamaika, einem der wenigen cannabisproduzierenden Länder, die ich nie während meines früheren Berufs als Marijuana-Schmuggler besucht hatte. Ich freute mich auf meine erste 1990er Atlantik-Überquerung in westlicher Richtung. Meine Freude wandelte sich am Ticket-Schalter schnell in einen Cold Turkey: Air Jamaica flog nur rauchfrei. Der Cold Turkey geriet zur Panik, als ich auf dem Flugticket fett gedruckt las: "helfen sie mit, melden Sie Drogen-Schmuggel an die US-Zollbehörde unter der Nummer 1-800-usw." Warum sollte jemand, der Nonstop von Großbritannien aus nach Jamaika fliegt, sich verpflichtet fühlen, bei der Durchsetzung der verheerenden Prohibitons-Politik eines anderen Landes behilflich zu sein? Immerhin war tröstlich, dass die jamaikanischen Behörden sich nicht darum kümmerten, ihre eigene Telefonnummer preiszugeben. Sie hatten schon längst herausgefunden, dass ein paar Dutzend Ziegen eine wesentlich effektivere und billigere Methode boten, Marijuana-Felder aufzuspüren, als US-amerikanische Hubschrauber.

Die Aussicht auf zehn Stunden ohne zu rauchen stimmte mich ärgerlich. Mir kam der alte Trick in Erinnerung, ein Kondom über den Rauch-Detektor in der Toilette zu ziehen, aber eine ganze Armee von lächelnden Stewardessen durchsuchte rigoros alle Passagiere beim Einsteigen und nahm uns Feuerzeuge und Streichhölzer ab. In 10.000 Meter Höhe und ohne hübsche Frau neben mir blieb mir nichts anderes übrig, als mich meinem Stapel von Reiseführern über Jamaika zu widmen. Ich hatte nur ein paar Tage Aufenthalt und so war es sowieso angebracht, sich gut vorzubereiten.

Ich verplemperte kostbare Speicherkapazität meines Gehirns mit nutzlosen Informationen wie: ein Musteefino ist 6,15% schwarz und ein Sambo 75%; die einzigen überlebenden ursprünglichen Tierarten Jamaikas sind Fledermäuse und Kaninchen; keine der 14 Froscharten Jamaikas durchläuft ein Kaulquappen-Stadium; Kingston hat die größte englischsprechende Bevölkerungsgruppe auf der Nordhalbkugel - südlich von Miami; Hunde werden eingesetzt, um frühe Stadien von Epilepsie und Hautkrebs zu erkennen; Jamaika hat die meisten Kirchen pro Quadratkilometer weltweit. Ich gab auf.

Eine Unterkunft zu finden war nicht viel einfacher. Am schlimmsten waren die Alles-inklusive-Angebote, auch "American Plan" genannt, weil da alles hineingestopft wurde, was amerikanische Touristen mögen [amerikanisches Essen, amerikanisches Satelliten-Fernsehen, Wassersport, beleuchtete Tennisplätze und erstklassige Golfplätze]. Da sitzen sie dann mit geröteten Gesichtern in ihren Leinen-Anzügen, machen sich ein paar rassistische Gedanken und bekommen Rum-Punsch von Kellnern mit weißen Handschuhen gereicht. Meist ist nicht alles inklusive, so dass fantasievolle neue Begriffe geprägt werden wie "kostenloses Super-Nanny-Kinderbetreuungs-Programm", die signalisieren sollen, hier sei alles Super-inklusive.

Es gibt auch Versuche, Urlaubswünsche zu erfüllen, die in Richtung ursprüngliche Original-Atmosphäre gehen. Zum Beispiel gibt es Übernachtung mit Frühstück mit Eingeborenen in Häusern von Eingeborenen. Attraktiver ist der [etwas unglücklich, weil kitschig klingend] so genannte Öko-Tourismus, der radikale Veränderungen der Umwelt oder der örtlichen Kulturen ablehnt.

In St. Elizabeth, der trockensten Gegend Jamaikas, befindet sich Treasure Beach, eine lockere Reihe von Fischerdörfern mit 20.000 Einwohnern. Sie produzieren eine erstaunliche Menge an Agrarprodukten. Es gibt keine großen Sandstrände, die Meeresbrise kommt aus ständig wechselnden Himmelsrichtungen, das Meer ist hier nicht für Wassersport geeignet und es gibt kein richtiges Nachtleben. Wer trotz der offensichtlich eingeschränkten Möglichkeiten Treasure Beach besuchen will, muss sich mit Unterkünften zufrieden geben, die gemäß einem Beschluss des Gemeinderates von der örtlichen Bevölkerung nach vorgegebenen Standards betrieben werden.

Zwei Stunden nachdem wir den Flughafen Montego Bay verlassen hatten, trudelten wir in Treasure Beach ein. Der erste Wegweiser ging nach Nannyland, einer vernachlässigten parkähnlichen Einrichtung am Meer mit Statuen und Denkmälern für schwarze Helden wie Martin Luther King und Sam Sharpe. Nanny, auch bekannt als Königin Nanny oder Ihre Exzellenz Nanny, war die legendäre Anführerin der Maroon-Neger [Abkommen spanischer Sklaven, die von den Spaniern freigelassen wurden, um die britische Invasion zu behindern]. Nanny wurde niemals verwundet und sie war niemals bewaffnet, aber als einzige jamaikanische Volksheldin ist sie Gegenstand von Liedern und Legenden. Mit ihrem Kopf im Gebüsch versteckt, konnte sie nach der Legende mit ihrem Hintern feindliche Kugeln auffangen und direkt in die Herzen der Feinde zurückschießen. Neben sich hatte sie einen Kessel mit kochendem Wasser, ohne dass sie dazu ein Feuer brauchte.

Neben Nannyland liegt Jakes Hotel, eine baufällige Ansammlung von Holzhütten, Beton-Villas, Bars, kleinen Swimmingpools und Strand, umgeben von den Häusern der Einheimischen. Jakes Hotel ist für Treasure Beach das, was die Universität von Oxford für die Stadt Oxford ist: ein sich ständig veränderndes Zentrum für Kultur und Clownerie. Die unmittelbaren Nachbarn sind eher Einheimische als Hotelgäste.

Wir trafen um 22:30 Uhr ein. Jakes Hotel lag wie tot da. Der Taxifahrer brachte mich zu meiner Hütte, wo das einzige Licht weit und breit brannte. Kein Schrank, kein heißes Wasser, aber kein Problem. Der vollgepackte Kühlschrank, der hölzerne Schreibtisch, die L-förmige Steinbank und das große Doppelbett unter einem regenbogenfarbigen, durchlässigen Moskitonetz – was wollte ich mehr? Und da war auch noch ein CD-Spieler. Damit konnte ich zurechtkommen. Ich ging auf die großzügige Veranda hinaus, setzte mich in einen der großen Sessel, versuchte in der fast total dunklen Nacht die Umrisse von Palmen und Hütten zu erkennen, lauschte dem satten Sound der heranrauschenden Wellen und wünschte wehmütig, ich hätte den Mumm gehabt, genug Dope hereinzuschmuggeln, um einen reinziehen zu können. Vielleicht ist es idiotisch, Eulen nach Athen zu tragen, aber dafür musste ich nun halt erst mal auf mein erstes Dope warten.

Die sechs Stunden Zeitunterschied trieben mich beim Morgengrauen aus dem Bett. Jakes Hotel lag noch immer wie tot da. Ich suchte nach einem Telefon außerhalb des Hotels, wobei ich am fest verschlossenen "Internationalen Kommunikationszentrum" vorbeikam. Alle Telefonzellen in unmittelbarer Umgebung waren zerstört, vielleicht um unliebsame Konkurrenz auszuschalten oder weil man hier am Arsch der Welt frustriert war. Ich passierte Kneipen und andere windige Attraktionen, die früher einmal als Vorwand gedient haben mochten, Schilder anzufertigen und aufzustellen. Kneipen mögen innerhalb von Wochen Bankrott gehen, aber Hinweisschilder existieren noch jahrelang. Ich erreichte 'Jimmys Fischlokal'. Die Außenwände waren zugekleistert mit Sprüchen wie "Muschelfleisch törnt dich an", "Lobster sind gut für's Blut", "Gott ist der Größte", "Wenn der Teufel NEIN sagt, sagt Gott JA" und "Lebe nach der Uhr und stirb nach der Uhr". Die Kneipe war zu.

Ich entdeckte in der Nähe einige große Grundstücke, die offensichtlich irgendwelchen Mittelschichtlern gehörten, die wer weiß wo wohnten. Das Santa Cruz-Gebirge verhindert größere Regenfälle. Es ist nicht leicht, dem Boden etwas abzugewinnen. Wer etwas Geld hat, bleibt hier nicht länger als unbedingt nötig. Dadurch wurde das Land wertlos und brachte nichts als Probleme. Jedenfalls keine Rendite. So waren die Verkaufsprobleme der eigentliche Grund, ein Grundstück zu behalten und es für den Jahresurlaub zu nutzen, wobei man erst mal die Hausbesetzer vertreiben musste. Eine Bar namens 'Sue's Little Pleasure' hatte gerade ihre Pforten geöffnet. Ich betrat den wenige Quadratmeter großen Schuppen. Bambus-Wände, Wellblechdach, Betonfußboden, Holztheke, ein gerahmtes Foto des ehemaligen äthiopischen Kaisers Haile Selassie und mehrere ungerahmte Fotos und Gemälde mit dem heiligen Bob Marley. Ein paar komische, unterschiedlich hohe Hocker standen vor der Theke, einer lag auf dem Boden. Auf der Bar wurden einige Damenschuh-Paare zum Verkauf angeboten. Daneben stand ein Kofferradio, aus dem ein schlecht eingestellter lokaler Sender dröhnte. Hinter der Theke sah man zwei Kisten Red Stripe-Bier und ein Regal mit Rumflaschen. Auf einem anderen Regal standen Dutzende kleiner, identischer Nagellack-Fläschchen. Irgendwie hielt sich ´Sue's Little Pleasure´ über Wasser. Vielleicht waren seine Rettung vor dem Untergang die unregelmäßig eintreffenden Wagenladungen von Touristen, die von ihrem Hotel-Ghetto oder voneinander gelangweilt waren und deshalb einen Ausflug machten. Hinter der Theke stand auch die sexy Dorothy. Weiße Männer stehen auf schlanke Jamaika-Girls. Jamaikanische Männer mögen gut gebaute Frauen mit dickem Hintern. Weiße Frauen mögen Rastalocken, die von den meisten selbstbewussten Jamaikanerinnen abgelehnt werden. Jedem das Seine. Dorothy reichte mir ein Red Stripe, kicherte und verschwand. Ich nahm die Dose mit nach draußen. Ein Rastalocken-Typ setzte sich neben mich. Wir schauten zu, wie sieben Hunde versuchten, eine Hündin zu besteigen und lächelten verständnisvoll über ihre Verweigerung.

Rasta ist die ideale Religion für das 21. Jahrhundert: keine niedergelegten Regeln, keine formelle Struktur, eine eigene Droge, eine eigene Frisur [auf die Weiße eifersüchtig sind] und ein anziehender, charismatischer Messias. Es gibt drei verschiedene Rastas. Erstens den Ganzheitlichen Rasta, der kein Salz und kein Schweinefleisch isst, der Pilze und gefährliche Chemikalien ablehnt. Er singt gottesfürchtige Lieder, raucht dazu hingebungsvoll Ganja-Marijuana und führt ein friedliches, harmloses und meditatives Leben. Ganzheitliche Rastas verkaufen kein Ganja an Weiße. Sie sprechen ihre weitgehend unverständliche Insidersprache. Der zweite Typ ist der Böse oder Coole Rasta, der all die vorgenannten Regeln respektiert, besonders das Ganja-Rauchen, der aber dazu noch Red Stripe, magische Pilze, Headbanging-Reggae und gedörrtes Schweinefleisch mag. Der Coole Rasta verkauft gerne eine ordentliche Ladung Ganja an jeden, der ihm cool erscheint. Der dritte Typ ist der Miet-Rasta. Für ihn ist Rasta ein Haarstil, den weiße Frauen sexy finden. Miet-Rastas essen, rauchen, verkaufen und inhalieren alles. Sie verführen übergewichtige weiße alte Jungfern und Scheidungsopfer mit dem von beiden Seiten gewünschten Ziel "Sex und Spaß" – finanziert von der Verführten. Miet-Rastas versuchten hartnäckig, kein Englisch zu lernen. Wenn sie es richtig könnten, würde es ihre Faszination vermindern und würde sie nur verwundbar machen für schwierige und bohrende Fragen nach ihrer Religion und ihrer Lebensweise. Zum Glück war mein neuer Kumpel ein Cooler Rasta. Ich besorgte einen kleinen Vorrat Ganja-Marijuana.

Das Radio hörte plötzlich auf, Rocksteady-Musik zu spielen und wurde unheimlich still. Die Unterhaltungen wurden unterbrochen und jeder lauschte einer förmlichen, fast feierlichen Ankündigung des Ministeriums für Katastrophen- und Notfall-Management: Ein Hurrikan der Kategorie vier oder fünf namens Mitch würde in Kürze Jamaika treffen. Die hübsche Dorothy tauchte wieder auf, mit Panik in den Augen. Mein Cool-Rasta gab seinen Kommentar ab: "Jede Male sie sagen in Radio, dass kommen Horrrikan, er gehen hin woanders. Man kann nix glauben von Radio. Keine Mann weiß, wo Horrrrikan geht hin. Gott ist einzige, wo weiß, Mann!"

Ich schlenderte zu Jakes Hotel zurück, wo ich mich um 9 Uhr mit dem Miteigentümer Jason Henzell verabredet hatte. Die Hurrikan-Furcht war ausgebrochen und das Hotel war nun alles andere als tot. Gäste drängelten sich in der Empfangshalle. Sie waren bereit, jeden Preis zu zahlen, um den nächsten Flug von Montego Bay in die guten alten Vereinigten Staaten von Amerika zu erwischen.

Jason war sichtlich amüsiert von dem panikartigen Exodus der Amerikaner. Bei einem fantastischen Frühstück mit karibischen Leckerbissen erklärte er mir, dass Jakes Hotel nie im Herbst voll ist, jedoch von Dezember bis Juni überquillt von Aufsteiger-Pärchen aus aller Welt und von reichen Individuen, die schon ganz oben angekommen sind, die aber diese exzentrische Situation bewusst aufsuchen und genießen, weil sie dann bei zukünftigen Geschäftsessen und Dinnerpartys etwas zu erzählen haben. Jason gab offen zu, dass Jakes Hotel ein Treffpunkt für Ganja-Raucher ist. Obwohl Ganja verboten ist und nur 10% aller Jamaikaner Rastas sind, rauchen zwei Drittel der Bevölkerung Ganja. Ich fragte Jason, welche Besuchstipps er mir geben könnte. Er empfahl die YS-Wasserfälle wegen ihrer gut erhaltenen natürlichen Schönheit, eine Black River-Safari wegen der Dschungel-Atmosphäre mit den sonnenbadenden Krokodilen und den Nistplätzen der Silberreiher und schließlich Alligator Hole wegen seiner Manatees [See-Elefanten]. Ich dankte ihm für diese Vorschläge, die ich in den nächsten Tagen realisieren wollte und die in meine Observer-Berichte einfließen würden. Jason machte mich darauf aufmerksam, dass mich allerdings Mitch in den nächsten beiden Tagen nicht viel unternehmen lassen werde. Ich sollte mich ganz wie zu Hause fühlen, könnte ja in Büchern schmökern, an den Gottesdiensten und Gebeten der Familie teilnehmen oder mich an der umfangreichen CD-Kollektion des Hotels erfreuen. Wir gingen hinaus zur meerseitigen Hotelbar und gesellten uns zu einigen Gästen aus Georgia, die hektisch ihre Angst vor dem Tropensturm mit Kübeln von weißem Rum hinunterspülten. Sugar Cane, das Zuckerrohr, widersteht dem HurriCane. Jason und ich wurden mächtig durchgebeutelt, als die leichte Brise zu einem richtigen Sturm anschwoll. Jason hatte eine schlimme Befürchtung: Hurrikan Mitch könnte den Mini-Strand des Hotels wegfegen. Dann müsste das Hotel darauf hoffen, dass der nächste Hurrikan ihn wieder zurückbringen würde. Das war schon öfters passiert.

Plötzlich vervierfachte sich nochmals die Windgeschwindigkeit. Fenster gingen hie und da klirrend kaputt, große Gegenstände flogen vorbei, die Palmkronen zeigten alle in die gleiche Richtung und sahen aus wie der Federschmuck eines Indianerhäuptlings. Das Meer holte tief Luft, richtete sich senkrecht auf und stürzte sich von oben auf uns.

Acht Stunden später hatten sich Wind und Wasser deutlich beruhigt, aber das Ministerium für Katastrophen- und Notfall-Management warnte erneut, dass die relative Ruhe nicht von langer Dauer sein werde. Die Leute strömten zur Bootsstation, wo die Fischerboote lagen und schauten, ob sie helfen konnten. Fischen ist wichtig für die örtliche Wirtschaft und Fischer sind natürlich von den unerbittlichen Hurrikanen am meisten betroffen. Deshalb hilft jeder. Die Straßen glichen Kanälen, die voll mit Schlamm, Pflanzenbrei und unbekannten, grotesken Tiefseebewohnern waren. Ich entdeckte Dorothy mitten auf einer Straße. Sie quälte eine Riesenkrabbe, indem sie ihre nackte Zehe in deren Maul steckte und schnell wieder zurückzog, während die verwirrte Krabbe pathetisch mit ihren schwerfälligen Zangen klapperte. Ich ging zu Dorothy und fragte: "Möchtest du mit in meine Hotel-Hütte kommen, bevor der Sturm wieder loslegt?"

"Nein", antwortete sie, "ich muss sein in Haus. Vielleicht Dach fliegt weg von Horrrrikan. Mitch noch mal kommt."

Ich kehrte niedergeschlagen in Jakes Hotel zurück und überstand am nächsten Tag Mitchs stürmisches Trommelfeuer, indem ich mich voll auf Jamaikas drei Rs konzentrierte: Rum, Reggae und Reefer [jamaikanischer Joint].

Als ich abreiste, bemerkte ich, dass der Strand weggeschwemmt worden war.

DIE REGGAE-GESCHICHTE

In Jamaika ist Musik eine ernste Sache. Es werden über hundert Musikproduktionen pro Woche veröffentlicht, eine größere Produktion pro Kopf als in jedem anderen Land der Welt.

Der Rhythmus und die Tanzbewegungen stammen aus Westafrika, im Besonderen aus Ghana, die Songs selber aber wurden in den Zuckerrohr- und Baumwollplantagen erschaffen, um die mühsame und harte Arbeit zu lindern. Sie bestanden aus einer großen Dosis nonkonformistischer Hymnen, jamaikanischem Witz und Respektlosigkeit. In einer Zeit, als die Sklaverei beinahe abgeschafft war, wurden synkopische Rhythmen, kreisende Hüften, vorwärts wippende Körper und sexuell anzügliche Texte die Markenzeichen jamaikanischer Tanzmusik.

Anfang des zwanzigsten Jahrhunderts vereinigten sich Trinidad & Tobago, Calypso mit den Rhythmen des südamerikanischen Tango und Samba und schufen den rein jamaikanischen Folk-Calypso-Sound des Mento, der hauptsächlich von Burru Trommeln [westafrikanische Anordnung von sprechenden Trommeln] charakterisiert wird und unausweichlich begleitet wird von bissigen sozialen Kommentaren. Mento basiert auf einem einfachen 2/4 Takt und erreichte seine größte internationale Popularität etwa 1930. Calypso war weltweit viel bekannter als Mento, aber der große Star des Calypso war ironischerweise Harry Belafonte, der 1957 einen Riesenhit mit dem "Banana Boat Song" hatte.

Obwohl von Jamaikanern oft wegen seines scheinbar bewusst fehlenden Bezuges zu allem, auch nur entfernt Afrikanischem verhöhnt, begann amerikanischer Rhythm&Blues dieser Zeit seinen eigenen Stempel aufzudrükken, indem er - vermischt mit Calypso - einen weiteren jamaikanischen Rhythmus schuf, den Soca. Rhythm&Blues und Swing verbunden mit Mento produzierten den weltweit noch beliebteren Ska, einen Big Band Sound, auf dessen 2-Takt Beat man sich gut bewegen konnte und dessen Einführung weitgehend Byron Lee and the Dragoniers zugeschrieben wurde. [Ska wurde in England als Bluebeat bezeichnet, weil das Label, auf dem Ska veröffentlicht wurde, diesen Namen trug]. "My Boy Lollipop" vom Jamaikaner Millie Small war ein Nummer 1-Hit in England und wurde von

Chris Blackwell, dem Gründer von Island Records, produziert. [Auch Bob Marley gelangen ein paar Ska Hits in Jamaika, "Maga Dog" und "Rude Boy" zum Beispiel].

In Jamaika begann sich in den Fünfzigern durch Soundsysteme auf Rädern der Kult der DJ's auszubreiten, die damals als Toasters bekannt waren. Die Toasters brachten den Jamaikanern amerikanischen Rhythm & Blues und Ska nahe, wo immer sie auch auftraten. Rivalitäten und Wettbewerb brachten seltsame Namen, Kostüme, Masken, Umhänge, Schwerter und bewaffnete Bodyguards hervor. Hugh Roy und andere Toaster entwickelten sich gleichzeitig zu erfolgreichen Musikproduzenten.

Während den späten Sechzigern verlangsamte sich der Beat des Ska um gut und gerne 50% und es entwickelte sich mit einem dominanten Bass der Rocksteady-Sound, eingeführt von Leroy Sibbles & the Heptones, aber letztlich zu wahrer internationaler Anerkennung wurde er von Künstlern wie Desmond Decker und Jimm Cliff mit ihren jeweiligen Hits "Israelites" und "You can get it if you really want" geführt.

Kurz darauf begann der enorm kraftvolle Einfluss der Rastafari mit ihrer hartnäckigen und aktiven Aufarbeitung der jamaikanischen Geschichte sowie dem Herauskehren des Stolzes, der Selbstbestimmung, der Wurzeln, der Kultur und dem Protest der Schwarzen.

Die Texte der populären Songs drückten diese Gefühle immer deutlicher aus und wurden deshalb schnell zum Hassobjekt des herrschenden Establishments, das darin eine bedrohliche und subversive Botschaft aus einer schmutzigen und gewalttätigen Quelle sah und mit allen Mitteln versuchte, diese Entwicklung aufzuhalten. Die Musik blieb in den Bars und den Musikboxen, wurde aber von keinem Radiosender gespielt.

Sie wurde Reggae genannt, abgeleitet von Rex, die Musik der Löwenkönige von Judah, die Musik der Stadt der Könige, Kingston. Jah-Ras Tafari. Jah-maica. Mitte der Sechziger waren die jamaikanischen Popstars [vergleichbar mit den Beatles] ein Trio, bestehend aus, Neville "Bunny" Livingston, Peter "Tosh" MacIntosh und Robert Nesta Marley: The Wailers. Anfangs verkleideten sie sich noch als Gangster oder harte Jungs, trugen schrille Anzüge, trugen Sonnenbrillen und sangen Songs wie "Simmer down". Ihren wahren Stil fanden sie, nachdem sie sich mit der Rhythmusgruppe der führenden jamaikanischen Sessiongruppe The Upsetters vereinten und bestätigten dies durch eine Reihe mittlerweile klassischer Aufnahmen mit dem legendären Produzenten Lee Perry. Zu den fröhlichen

Klängen und dem profunden, unwiderstehlichen Rhythmus des rohen Reggae fügte Bob Marley noch eingängige Melodien und leidenschaftliche Texte hinzu. Bob Marley ist Reggae, aber das Wort wurde zuerst kommerziell von Toots Hilbert [einem direkten Nachfahren von Hibbert, dem Aktivisten der Anti-Sklavenbewegung] in Toots & the Maytals "Do the Reggay" benutzt, das 1968 veröffentlicht wurde.

Zur gleichen Zeit wurden die B-Seiten populärer Schallplatten ohne den Gesangspart veröffentlicht, das heißt nur die Bass- und Rhythmussektionen blieben stehen, so dass die Toaster und Sänger ihre eigene Instrumentierung und ihren eigenen Gesangsteil hinzufügen

Konnten. Auf diese Weise entwickelte sich eine neue Kultur: Man nannte sie Dub Poetry [synchronisierte Poesie] und die Musiker wurden als Dub Poets bezeichnet. Es wird behauptet, der Begriff Dub geht auf King Tubby zurück, der niemals zögerte, hoch entwickelte Studiotechnik, wie zum Beispiel Nachhall, Echo und Overdubbing zu verwenden. Er fügte noch Sounds von Hundegebell, Hühnergackern und Pistolenschüsse hinzu und nahm so das digitale Sampling um zehn Jahre vorweg.

Ganja verstärkt das Erkennen tonaler Schwingungen und ändert die konventionelle Wahrnehmung der Zeit. Dies ermutigte Produzenten von Reggaemusik, wie Lee Perry, dazu, die Knöpfe des Mischpults nach persönlicher Vorliebe zu bedienen, indem er die Höhen herausnahm, den Bass aufdrehte, den Gesangsteil zerschnitt und Unmengen von Nachhall unterlegte, der dann als Echo in betörender Weise in der Aufnahme des Songs erschien.

1972 produzierte Chris Blackwells Island Records eine Reihe von Alben der Wailers, die die Reggaemusik einem weltweiten Publikum vorstellte. Das erste war "Catch a Fire", das auf dem Cover einen Ganja rauchenden Bob Marley zeigte. The Wailers lösten sich 1974 auf, als Bunny Livingston und Peter Tosh die Gruppe verließen. Bob Marley ersetzte sie durch drei Sängerinnen, die I-Threes, einschließlich seiner Frau Rita und machte sich auf, der erste Superstar der Dritten Welt zu werden.

Peter Tosh war nicht gewillt, hinsichtlich seines eigenen Ganja-Konsums einen wie auch immer gearteten Kompromiss zu schließen. Bald nach seinem Bruch mit den Wailers nahm er den Titelsong "Legalise it" seines ersten Soloalbums auf, der bald schon zur Hymne der Potraucher wurde und bei "Rolling Stones Records" erschien. Das Lied war eine Lobpreisung und es wies auf den medizinischen Gebrauch von Ganja hin: "es ist gut gegen Grippe, Asthma, Tuberkulose und sogar gegen Umara Composis“, was immer Letzteres sein mag. Danach fügte Tosh noch eine lange Liste von Leuten an, die Ganja zu sich nehmen: Ärzte, Krankenschwestern, Richter, Rechtsanwälte und auch Leute, die Instrumente spielen. Der Chorus wurde zum gemeinsamen Aufschrei: "Legalisieren, nicht kriminalisieren – Legalisiert es und ich annonciere es.“

Mitte der Siebziger begann die Popularität des Reggae in England zu sinken. Dies war teilweise auf den Niedergang der Skinheadbewegung zurückzuführen. In den frühen Achtzigern verband sich Reggae mit der populären amerikanischen Musik, was unter anderem zum heutigen Hip Hop führte. Die Fusion des Reggae mit der britischen Pop-Musik der Neunziger mündete in der Musikrichtung des Jungle.

Mittlerweile dominiert Dancehall die jamaikanische Musikszene, so genannt, weil die DJ's ihre über einen grundlegenden Rhythmus improvisierte Musik an diesen Orten spielen. Die erfolgreichsten Künstler waren Yellowman [ein Albino] und U-Roy. Viele der heutigen jamaikanischen Musikaufnahmen resultieren aus verschiedenen Verbindungen des Dancehall und des Hip Hop.

BRASILIEN

WIE MAN U.A. JIMMY PAGE IM URWALD TRIFFT

Ich war noch nie in Südamerika gewesen, hatte nicht das Kreuz des Südens gesehen, war noch keinem Portugiesen begegnet, hatte noch nie an Sport- oder Erlebnisurlauben teilgenommen und auch keinen Urlaub mit Gruppenreisen verbracht. Ich bin ganz gut bei Körperübungen im Gefängnishof eines Hochsicherheitstraktes oder in Ghetto-Bars und -Clubs, aber ich bin ein Schwächling, wenn ich mit giftigen Tieren konfrontiert bin oder mit Herausforderungen an körperlicher Geschicklichkeit und Schnelligkeit, wie etwa Radfahren, und das dann noch in einer Gruppe von Menschen, die nicht so ängstlich sind. So sah ich mit Spannung einer ganzen Reihe von neuen Erfahrungen entgegen, als ich von Lissabon nach Brasilien flog, um mich dort der "Bahia Adventure Tour" anzuschließen, die zum Teil aus Sightseeing bestand, was ich ausgesprochen gern mache, und zum anderen Teil aus Trekking, was ich bestimmt hassen würde. In meinem Koffer hatte ich die dazu gehörige Ausrüstung: Moskitonetz, Erste-Hilfe-Paket, Kompass, Taschenlampe, Schweizer Taschenmesser, Bergstiefel und Rucksack – alles brandneu. Ich nahm die gleiche Route wie Pedro Alvares Cabral [allerdings acht Kilometer höher und fünfzigmal schneller], als er vor 500 Jahren von Lissabon lossegelte, um Indien zu erreichen und damit im lukrativen portugiesischen Gewürzhandel mitzumischen. Andere Seefahrer hatten Cabral vor den tödlichen Windstillen vor Westafrika gewarnt, und so wich er ihnen in weitem Bogen aus und landete in Bahia, einer Provinz im heutigen Brasilien. Cabral dachte, er sei auf einer Insel gelandet, nämlich der Insel Vera Cruz [Wahres Kreuz]. Im Gegensatz zu den puritanischen Siedlern, die ein Jahrhundert später an der öden Küste von Neufundland ankamen, sah Cabral vor sich ein gebirgiges Paradies, durchströmt von großartigen Flüssen, deren Ufer nur so überquollen von einer reichen und vielfältigen Vegetation, darunter auch ein Baum mit einem besonders gefragten, rötlichen Hartholz, das an glühende Kohlen [brasa] erinnerte. So wurde aus Vera Cruz Brasilien. Aber vor Cabral waren schon andere angekommen, eine andere Rasse, kräftiger und sexier, die man in diesen Zeiten voller seefahrerischer Fehler und Missdeutungen Inder nannte.[1] Eigentlich nicht so ganz falsch, denn vor rund 50.000 Jahren waren asiatische Jäger ihren Beutetieren über die damals zugefrorene Bering-See nach Nord-Amerika gefolgt und dann weiter bis ans Ende von Süd-Amerika gezogen. Diese Indianer kannten das Rad und andere Merkmale einer fortgeschrittenen Zivilisation noch nicht. Ihre Toten wurden in Bäumen aufgehängt, bis sie getrocknet waren. Dann wurden sie verbrannt. Die Asche wurde mit Bananen gemischt und von der Familie und Freunden gegessen, um den Geist der Toten zu bewahren. Feinde wurden hingegen ohne Verbrennung verspeist. Aber nicht aus Hunger, denn Nahrung gab es mehr als genug.

Die Portugiesen fanden bald heraus, dass das Land, das sie sich da angeeignet hatten, ideal zum Anbau von Zuckerrohr war, und so begannen sie rücksichtslos, die Indianer gefangen zu nehmen und sie die Drecksarbeit in den Plantagen machen zu lassen. Viele Indianer flohen ins riesige Hinterland, aber die meisten wurden brutal von den Eroberern umgebracht oder starben an eingeschleppten Krankheiten. Trotzdem blieben genug übrig, die sich mit den Kolonisten arrangierten. Die Einwanderer ließen sich an Flussmündungen nieder, pflegten jeglichen nur denkbaren Verkehr mit den Einheimischen und ließen es sich gut gehen, indem sie Zucker, Schnaps und Tabak [bekannt als das heilige Kraut] exportierten und Sklaven aus Afrika sowie Waffen und Luxusgüter aus Europa importierten. Als man dann noch jede Menge Gold- und Diamantenfelder entdeckte, musste noch mehr menschliche Arbeitskraft aus Afrika geholt werden. So brachten die Portugiesen zwangsweise vier Millionen starke und produktiv arbeitende Sklaven von ihren westafrikanischen Kolonien herüber. Dann kamen der Kaffee- und der Kautschuk-Boom, die massenweise asiatische und europäische Spekulanten und Glücksritter anzogen. Inzwischen hatte sich schon der portugiesische Prinzregent mit seiner Entourage nach Brasilien abgesetzt, nachdem er erfahren hatte, dass Napoleon auf dem Weg nach Lissabon war. Brasilien gefiel ihm so gut, dass er sich entschloss zu bleiben. So wurde Brasilien die einzige Kolonie, in der ein europäischer König regierte. Das Königreich wurde zu einem Kaiserreich, aber trotz des wachsenden Wohlstands der portugiesischen Monarchie und des liberalen Umgangs mit Masseneinwanderung sowie der Abschaffung der Sklaverei setzte sich doch eine wachsende, gewaltfreie aber zielstrebige republikanische Bewegung durch und übernahm das antiquierte brasilianische Imperium, kurz bevor der wirtschaftliche Boom abrupt endete. Heraus kam ein Land, in dem es Erzvorkommen jeglicher Art gibt, dazu ein Klima, in dem alles wächst, eine Bevölkerung, die ein einzigartiges, kulturell und religiös vielfältiges Mosaik darstellt, beeinflusst von den verschiedenen Indianerstämmen, von Portugiesen [die ihrerseits ein Mix von mehr Rassen und Kulturen sind, als sonst eine europäische Kolonialmacht] und von ursprünglich sich gegenseitig bekriegenden afrikanischen Stämmen. Jahrhunderte von schändlicher Knechtschaft mündeten so in gegenseitige Akzeptanz und friedliche Koexistenz von ansonsten höchst gegensätzlichen Einstellungen.

Cabral hatte wenigstens den Vorteil, dass er in Salvador [der Hauptstadt von Bahia und 200 Jahre lang auch von Brasilien] ankam, ohne an Jetlag, Nikotin-Entzug und alkoholbedingtem Kater zu leiden. Ich kam total geschafft am Hotel an. Ein ungeduldiger Hahn weckte mich am nächsten Morgen mit seinem Krähen lange vor Tagesanbruch. Palmblätter kratzten geräuschvoll an der Außenwand. Mondlicht schien durch die Jalousien-Stäbe auf einen durchsichtigen Gecko, der eine Spinne von der Größe einer kleinen Untertasse erlegt hatte. Obwohl ich normalerweise auf der Seite des Schwächeren bin, wollte ich auf jeden Fall, dass der Gecko diese Spinne verspeisen sollte. Warum ekele ich mich eigentlich mehr vor Insekten als vor Reptilien? Katzen tapsten angriffslustig auf dem Dach herum. Ein ganzer Chor von Hähnen krähte heiser vor sich hin, bis ein tropischer Gewitterregen ihren Stall wegschwemmte. Reife Früchte plumpsten auf das Dach. Hunde bellten und Kinder lachten, als endlich ein paar Sonnenstrahlen den sintflutartigen Regenfall durchdrangen. [Der tägliche Wetterwechsel ist markanter als der Unterschied in den Jahreszeiten: "Nächte sind der Winter der Tropen."] Ich öffnete die Jalousien und blickte auf eine staubige Straße mit kolonialen Reihenhäusern und Villen, die in allen nur erdenklichen Farben angestrichen waren. Jogger düsten über die Pflastersteine in Richtung Strand, wo Fischer ihre Netze flickten und Bikini-Schönheiten die Milch aus den Kokosnüssen schlürften. Nicht gar zu weit weg gab es kleine, geschmückte Altäre, Einkaufszentren und einheitlich in Ziegelstein erbaute Barackensiedlungen. In der Ferne glitzerten Wolkenkratzer, Zuckerwürfeln gleich, über ausladender Barock-Architektur, Kirchtürmen und Kuppeln. Eine weiß getünchte Kirche aus dem 15. Jahrhundert wirkte wie ein aus Pappkarton aufgestelltes Werbeplakat. Salvador war früher eine Stadt, die man besser vermied [etwas zu obszön und dekadent], aber sie profitiert nun zunehmend vom anhaltenden Appetit der Touristen nach Abwechslung und Gegenden, die nicht vom Terrorismus bedroht sind. Spärlich bekleidete Urlauber drängelten sich bereits in Bars, aus denen der Samba dröhnte und wo der Alkohol [besonders Cacha, ein Zuckerrohr-Rum] spottbillig rund um die Uhr zu haben ist.

Mein Frühstücksbüffet im Hotel war überladen mit dem, was Brasiliens Natur zu bieten hat: Krüge mit frisch gepresstem Fruchtsaft, Platten mit Papayas, Mangos und Ananas, Schüsseln mit warmem Maniokbrei, Süßmilch mit Zimt, Kuchen, Brötchen, Marmelade und Kaffee. Ich aß bis zum Umfallen. Adenor, ein örtlicher Fotograf, den mir das Observer-Magazin zur Verfügung gestellt hatte, holte mich um 7:30 Uhr vom Hotel ab, wodurch ich mein erstes Tourgruppen-Treffen verpasste. Adenor, ein sanfter, liebenswerter und einfühlsamer, stets lächelnder Mensch legte mir gewissenhaft den Sicherheitsgurt an und raste dann in einem Tempo los, das jedem brasilianischen Rennfahrer alle Ehre gemacht hätte. Wir hielten an mehreren markanten Punkten Salvadors zum Fotografieren und kamen schnell auf die alte Plantagen-Straße nach Cachoeira [Wasserfall], wo vor 200 Jahren die Goldgräber und Kaufleute mit ihren Booten angelegt hatten, um ihre Habe auf Ochsenkarren zu laden, mit denen sie weiter ins Landesinnere vordrangen. Von hier aus segelten die Schiffe mit ihren wertvollen Ladungen direkt nach Lissabon.

"Adenor, warum sind wir hierher gekommen?"

"Es ist meine Lieblingsstelle: die Farben, der Fluss, die Berge, das Licht und die Leute. Cachoeira ist meine zweite Heimat und die Heimat von "Irmandade de Nossa Senhora de Boa Morte", der Schwesterngemeinschaft vom Guten Tod."

"Das klingt ja komisch."

"Ist es auch. Afrikanische Religionen haben sich am besten abseits von Sonnenöl, Stränden und Volleyball-Spielen erhalten. Sie zu erhalten, ist mein größtes Anliegen, mein Lebenswerk."

Auf dem quirligen Markt hofften Ziegen ängstlich darauf, als Opfertier abgelehnt zu werden. Baumwollene Voodoo-Puppen in bunten Trachten baumelten neben jeder Menge Gemüse, Obst, Käse, Gewürzen, Ölen, Säften, Stierhirn und undefinierbaren Schweineorganen. In früheren Zeiten aßen die Sklaven-Besitzer das Fleisch und überließen ihren Sklaven die Hoden, die Innereien und die Hirne, woraus sich eine Regionalküche entwikkelte, die heutzutage überall serviert wird, selbst in den teuersten Restaurants des Landes. Eine gebieterische, dunkelhäutige Dame mit tanzenden Augen, hohen Wangenknochen, einer Adlernase und lässigen Händen deckte sorgfältig einen wackeligen Tisch mit einem weißen, gefransten

Tischtuch und diversen glänzenden Blechpfannen voll mit Garnelen, Stärke, getrockneten Bohnen, Muskat, Kokosmilch, Cashew-Kernen und Erdnüssen. Sie war bekleidet mit einem bauschigen Baumwollrock, einem mit Spitzen versehenen Turban und einer Kittelschürze. Neben ihr blubberte Palmöl in einem Kessel, der mit hell lodernden Kokosnuss-Schalen erhitzt wurde. Perlen, Kruzifixe und Ketten hingen um ihren Hals, Silber- und Holz-Armreife lasteten auf ihren Armen, während sie ihre Zaubermixtur aus Stärkemehl und getrockneten Bohnen [Acarajei] zu Bällchen voll Cholesterol und Nektar formte. Adenor und ich verließen den Markt und gingen eine ruhige Gasse entlang, bis wir an ein einfaches Haus mit einer weißen Fahne kamen. Adenor klopfte an die Tür. Dona Filinha De Leman-Ja, die hundertjährige Hohepriesterin der Schwesterngemeinschaft vom Guten Tod, öffnete die Tür, schnappte mich und umarmte mich herzlich.

"Wir haben alle das gleiche Blut in unseren Adern. Willkommen."

Wir betraten Donha Filhinas Wahrsager-Raum, einen Porzellan-Laden voller Miniatur-Stiere. Auf dem Boden glänzten fünf- und sechszackige, sternförmige Bodenfliesen. Sechzehn Muscheln lagen auf einem weißen Handtuch in Vorbereitung der Weissagung. Ein riesiges Wandgemälde von einer den Fluten entsteigenden wunderschönen Meerjungfrau hing an einer Wand. An der anderen prangte ein aufreizendes Gemälde einer äußerst sexy aussehenden Indianerfrau, bekleidet mit einem recht durchsichtigen, gefiederten Minirock, die einen Jaguar liebkoste, wobei sie von einem voyeuristischen Affen beobachtet wurde. Sie trug einen gelben Schlüpfer.

"Kümmere dich nicht weiter darum, Howard. Die Interpretation ist ganz deiner persönlichen Auffassung überlassen. Schau, wie du das alles irgendwie auf die Reihe kriegst. Es wird nichts verurteilt und nichts abgelehnt. Es ist alles okay. Und es wird noch besser. Aber jetzt muss ich mit Dona Filinha verhandeln. Sie sammelt Geld für die Schwesterngemeinschaft vom Guten Tod, indem sie die Kleider der Hohenpriesterinnen mit Halsketten und Armreifen aus Muscheln, Steinen und Plastikstücken schmückt, um die Marotten eines Fotografen zufrieden zu stellen. Das macht sich gut im Observer-Magazin."

Wir gingen in die Küche der Kirche der Schwesterngemeinschaft vom Guten Tod. Das hier gekochte Essen ist sehr begehrt und wird gerne gegeben: geopfert, aber nicht verschwendet. Draußen explodierten die Popcorns und die Feuerwerksknaller. Priesterinnen stimmten ein Lied an, zündeten Zigaretten an und pafften wie wild. Eine sang einen Samba und erfreute sich sichtlich an den frivolen Texten. Niemand verbeugte sich, bekreuzigte sich oder kniete nieder oder gab sonst irgendein Zeichen der Erniedrigung von sich. Die Priesterinnen zwinkerten mit den Augen, umarmten sich, küssten sich, hielten Händchen und flirteten und verströmten dabei eine Atmosphäre von glücklicher Liebe und freundlichem Respekt. Eine fragte mich, ob ich Single sei.

"Diese Religion gefällt mir, Adenor."

"Dann nehme ich dich heute Nacht zur Candomble-Zeremonie mit."

Brasilien ist eines der katholischsten Länder, aber es hat auch die höchste Zahl an Konvertiten vom Katholizismus zu afro-brasilianischen Kulten, bei denen es weder gut noch böse gibt. Adenor sagte mir, wir würden am heutigen Abend zu einer wichtigen Feier der Mata Escura im Außenbezirk von Salvador gehen, der Wiege von Candomble, ursprünglich einer Religion der Yorùbá aus Nigeria, die mehr Sklaven an die Neue Welt lieferten als sonst ein afrikanischer Stamm. Während wir nach Salvador zurückfuhren, erläuterte mir Adenor kurz die Grundlagen des Candomble-Glaubens. Danach entstammte die Menschheit von einem einzigen Vorfahren. Einige Abkömmlinge erlangten göttlichen Status und waren in der Lage, Krankheiten, das Wetter, die Ozeane und andere Naturgewalten zu kontrollieren. Während der Trance, in die man im Laufe der Feiern kam [an einer solchen würden wir teilnehmen], gelangt die spirituelle Energie des Orixa in die Nachfahren. Jeder Yoruba hatte ein Licht, das die Richtung wies, ein schützendes Orixa, oder zumindest wusste er, dass sein Großvater eines hatte. Die Gottheiten, welche den Übergang zwischen spiritueller und materieller Welt darstellten, reichten von Menschen mit Hörnern und eregierten Penissen bis zu hinterhältigen Geschöpfen, die Freude daran hatten, glükkliche Ehen zu zerstören und Geschlechtskrankheiten zu verbreiten. Transvestiten und homosexuelle Götter gab es jede Menge, einer der Sohn zweier männlicher Götter, ein anderer war das halbe Jahr über männlich und in der zweiten Hälfte weiblich. Obwohl die Inquisition nicht bis Brasilien kam und Portugal noch verhältnismäßig tolerant mit den polygamen Bewohnern seiner Kolonien umging, konnten die Jesuiten das Anwachsen dieses offensichtlich satanischen Tohuwabohus nicht hinnehmen. Candomble wurde strengstens verboten und blieb es bis 1970. Und der Katholizismus wurde sozusagen per Zwangsernährung verbreitet. Daraufhin versteckten die Candomble-Gläubigen ihren Orixa in katholischen Heiligen. Indem sie ihre afrikanischen religiösen Rituale hinter einer Fassade von katholischen Ritualen versteckten, wurden sie für die Sklavenhalter akzeptabel und sie selbst konnten damit ihre Traditionen bewahren und fortsetzen. Römisch-katholische Heilige und Orixa wurden Seite an Seite verehrt und näherten sich in einem zähen Prozess des Widerstandes mit der Zeit einander so an, dass sie der brasilianischen Kultur für immer ihren Stempel aufdrückten. Candomble-Feiern wurden in "Terreiros" abgehalten, auf Terrassen und gerodeten Plätzen in der Nähe von Häusern und kleinen Farmen. Wir parkten außerhalb einer sich ausdehnenden Ansammlung von Hütten und Gebäuden, die mit glitzernden Lichterketten namens Bate Folha [schlagende Blätter] verziert waren, und gingen an ein paar Altären vorbei Richtung Kirche. Vögel saßen in Käfigen, die sanft an Ästen schaukelten und pickten begeistert an frischen Obststücken. Blätter unterschiedlichster Form und Farbe, sorgfältig geteilte Äpfel und harte, dunkle Bananenschalen bedeckten den Boden. Ein Papierteller voll mit getrockneten Maiskörnern, gekochten Bananen und Mehl stand an der Kreuzung von zwei kleinen, schmutzigen Pfaden auf dem Boden. In der Mitte ragte senkrecht eine Kerze empor und eine leere Flasche Zuckerrohr-Rum lag daneben. Einige glücklose, aber ekstatische Gläubige umringten die Kirche, die gerammelt voll war. Weiße Krepppapier-Fahnen mit Fransen erstreckten sich über die gesamte Decke. Der Altar war zugestellt mit Blumenvasen, einer Statue der Jungfrau Maria, einer braunen Wasserflasche, Keramiktellern und Papiertüten voller Brot. Im Altarschrein lagen versteckt Steine, die Axé enthielten, den Geist des Orixa. Mehrere nervöse junge Anfängerinnen [Bräute der Götter] wogten wie sanfte, nervöse Wellen herein. Weiße, bauschige Blusen und bunte, anmutige Röcke reichten ihnen bis zum Knöchel. Um den Kopf hatten sie eng gebundene Schals, die ihre markanten dunklen und schönen Gesichter mit den geschwungenen Wangenknochen noch stärker hervortreten ließen. Einige erfahrene ältere Frauen, welche die Feier überwachen und beschützen sollten, näherten sich den jungen Frauen, legten ihnen die Hände auf die Schultern, gaben Rat und beruhigten. Plötzlich begannen zwei Trommler begeistert eine Kongo-Trommel zu traktieren. Ihre Finger hauten in rasender Folge auf das Leder und die Kirche wurde schlagartig von einem wilden Perkussions-Rhythmus erfüllt. Die Kirchentüren flogen auf und der schon etwas ältere Priester [Pai de Santo], in weißem Anzug, weißem Hemd, weißer Krawatte, weißen Socken und weißen Schuhen schlurfte langsam und würdevoll, aber in perfektem Gleichschritt mit der Musik in den Raum. Ihm folgten Frauen in Karnevalskleidern mit eng anliegenden, geölten Locken oder offenem welligem Haar oder gerader, einfacher Mähne. Dazu Männer, die als Vogelscheuchen angezogen waren oder als Bäume oder als andere Pflanzen. Niemand trug normale Kleider. Die Gottesbräute begannen sanft mit kleinen Schritten zu tanzen, hoben grazil ihre Ellbogen und wogten mit ihrem Oberkörper hin und her. Einige fielen sogleich in Trance, andere zuckten erst noch wild, während wieder andere sich vom Trommelrhythmus davontragen ließen. Mit entrückten Augen tanzten sie ergriffen, schlugen mit den Armen um sich, schüttelten sich, schwitzten enorm, schwankten bedenklich hin und her und sanken auf ihre Knie. Die alten Frauen fingen sie auf, bevor sie umfielen und legten sie vorsichtig nieder. Eine hübsche, schlanke Frau brach zusammen und fiel nach vorne. Ihr Turban rutschte herunter und ihr wunderbar dickes, welliges Haar glitt heraus. Eine der älteren Frauen hob sie vorsichtig hoch, strich ihr die Locken von ihrem verschwitzten Hals und half ihr auf den Altar. Der Pai de Santo sog an seiner Zigarre, nahm ihre Hand, wirbelte die junge Frau im Kreise herum und hüllte sie in Rauchwolken, um ihren Geist zu identifizieren. In der versammelten Gemeinde wurden die Namen verschiedener Orixas gemurmelt. Der Trommel-Rhythmus wurde frenetisch. Mit verdrehten Augen und speicheltriefenden Mündern keuchten, zitterten und wirbelten Menschen auf dem Boden herum oder sangen Samba-Songs, wobei sie sich bekreuzigten, oder rannten auf und ab und prallten gegen die Wände. Das ganz in weiß gekleidete Erste-Hilfe-Team der alten Damen wischte Stirnen ab, schrie und applaudierte. Die Kirche verwandelte sich in einen Rave-Club und ich fühlte mich, als ob ich Ecstasy genommen hätte; ich mochte den Beat; ich mochte alle Leute. Plötzlich begann ich das alles zu verstehen. Die Bedeutung der Musik, der Mode und des Essens, der Verehrung des Extravaganten und des Sich-Reinsteigerns, der Mannigfaltigkeit. Wenn alles versagt, dann tanze den Samba. Ein strohbedeckter Mann stampfte mit seinen Füßen auf und stürzte nach vorne, jaulte und wirbelte wie wild seine langen, dunklen Locken, dass sie ihm über die Augen fielen und der Schweiß nur so von ihm spritzte. Mit halb geschlossenen Augen begann er zu taumeln. Eine alte Frau führte ihn in das Kirchenschiff, während er wild zuckte und sich dann zu drehen begann, sich elegant verbeugte, wobei er mit seinem Arm eine halbkreisförmige Bewegung machte. Er hielt inne, schaute verdutzt; die Frau führte ihn vorsichtig zu seinem Platz zurück, nahm sein Gesicht in beide Hände und sang einen kurzen

Zauberspruch. Heiler, die an der Seite saßen, kamen nacheinander zu ihm hin, berührten sein Gesicht und segneten ihn. Der Pai de Santo nahm einen kleinen Jungen und hob ihn so hoch, dass die Fransen des Krepp-Papiers an der Decke sein Gesicht kitzelten und ihn zu einem breiten Grinsen veranlassten. Die Feier endete, indem jeder nach und nach wieder in einen Wachzustand zurückkehrte, glücklich, erleichtert, verschwitzt, aber mit strahlendem Gesicht. Sie strichen sich gegenseitig übers Haar, umarmten sich und stürzten sich auf die Essensopfer.

Am nächsten Morgen stellte ich mich den anderen Tour-Teilnehmern vor, während wir auf die Frühfähre von Salvador nach Morro Sao Paulo auf der Insel Ilha de Tinhare warteten. Zum Glück waren sie keine Furcht einflößenden fanatischen Rucksackwanderer, die nach ihresgleichen oder ihrem eigenen Ich suchten und dabei permanent Geschichten von Durchfall erzählten. Vielmehr war es eine angenehme Gruppe von hauptsächlich Lehrern und anderen, die an Natur und Geschichte interessiert waren, sich manchmal Gruppen anschlossen und manchmal auf eigene Faust loszogen. Nun war es mir auch egal, was für eine Rucksack-Marke ich hatte. Die durchaus raue Überfahrt dauerte drei Stunden. Ich war froh, dass ich die Pillen gegen Seekrankheit aus meinem Erste-Hilfe-Packen genommen hatte. Aber richtig erleichtert war ich, als wir endlich an Land gingen. Auf Tinhare gibt es keine Autos, keinen Lärm, keine Hetze, aber dafür Strände, die Eins, Zwei und Drei heißen. Wir begleiteten unser Gepäck, das mit Schubkarren transportiert wurde, durch Gassen, die gesäumt waren von Bars, Restaurants, überteuerten Internet-Cafés und Geldwechselbüros. Es gab überall köstliche Krabben-Speisen, außer in unserem Hotel, das ein Krabben-Schutzgebiet war, mit einem Garten voller Kolibris, Affen und blauen Krabben, die permanent aus Erdlöchern raus- und reinflitzten. Als es Abend wurde, wagte ich mich in den Palmenwald, der das Schutzgebiet umgab. Der Platz zwischen den Palmen war ausgefüllt mit sechs Meter hohen Farnen und einem verwirrenden Durcheinander von Hänge-, Kletter- und Parasitenpflanzen, die mit ihren Blütengirlanden die Farnzweige überwucherten. Dann begannen schwarze und weiße Gespenster und Kobolde durch die ruhige Nacht zu spuken. Riesige Schwärme von Fledermäusen erfüllten die Luft. Ich sah zu, dass ich so schnell wie möglich zum nächsten Licht gelangte. Es war eine Reggae-Bar, wo ich mir mehrere Gläser Cachaca-Rum genehmigte. Wie zu erwarten, ließ ich am nächsten Tag den Spaziergang durch die Mangroven-Sümpfe ausfallen und verbrachte die Zeit damit, von der Hängematte aus die Krabben zu beobachten.

Zwei Tage später fuhren wir ein kurzes Stück mit dem Boot von Morro Sao Paolo nach Valenca und kletterten in den Tour-Bus für eine sechsstündige Fahrt ins Landesinnere. Ich schluckte ein paar Pillen, damit mir beim Lesen nicht schlecht wurde, während wir durch den Sertao holperten, das ausgedehnte, heiße und halb-trockene Innere von Brasiliens Nordosten. Es ist größer als irgendein europäisches Land und wird beherrscht von kreisenden Falken, Felsen und Kakteen. Die Erde ist unfruchtbar und Regen selten und unregelmäßig. Schon Regenschauer von kurzer Dauer haben erstaunliche Veränderungen zur Folge: Bäume bringen sofort Knospen hervor, Kakteen erblühen und die Farbe der Erde wechselt von Braun zu Grün. Nach einem kurzen Aufstieg erreichten wir die Chapada Diamantina [Diamanten-Hochland]. Auf unserem Weg nach Lencois, der Königin aller Minen, hatten wir fantastische Ausblicke auf tiefe Täler, gigantische Bergspitzen, offene Hochebenen, schattige Canyons, eiskalte Gebirgsbäche und spektakuläre Wasserfälle. Bis 1732 kannte man nur Diamanten aus Indien. Als die ersten brasilianischen Diamanten entdeckt wurden, hielt man sie für Fälschungen. Deshalb brachten die Portugiesen sie nach Macao und schmuggelten sie dann nach Europa als indische Diamanten. Lencois wurde eine boomende Stadt, heimgesucht von Minenarbeitern [Cowboys, Kriminelle, Flüchtende und Abenteurer], Diamanten-Händlern [Plantagenbesitzer und Sklavenhalter] und dem üblichen Service-Personal [Nutten und Striptease-Tänzerinnen]. Boutiquen und Banken säumten die Straßen. Die Diamanten wurden immer seltener [aber natürlich kann man immer noch mal einen finden], und dann wurde eine andere riesige Diamanten-Quelle in Südafrika entdeckt: die Kimberley Diamanten-Minen. Aus der boomenden Stadt wurde eine Geisterstadt und blieb es bis vor ca. 17 Jahren, als ein amerikanischer Geologe, Roy Funch, zufällig durch Lencois kam und sich in den Ort verliebte. Fast ganz allein auf sich gestellt gelang es Roy, die Behörden zu überreden, das Diamanten-Hochland in einen Nationalpark umzuwandeln, in dem er nunmehr als Tour-Führer arbeitet. Heute Abend wollte er uns in unserem Hotel 'Cantos dos Aquas' einen Vortrag halten.

Roy rühmte die Attraktivitäten der Diamanten-Hochebene, die vielfarbigen Sandhöhlen, die Flussbetten mit Millionen winziger weißer Muscheln, die indianischen Felsgravuren in den Kalksteinwänden, die komplett erhaltenen Skelette von riesigen Faultieren, die natürlichen Felsrutschen, die in kristallklaren natürlichen Swimmingpools enden. Roy warnte auch vor den Gefahren beim Wandern. Sümpfe und Flüsse [einer heißt Fluss der Fledermäuse] seien auch die Heimat von Alligatoren und enormen, fast schweinegroßen Wasserratten [„normalerweise friedlich"]. Stehende Gewässer seien Brutstätten von Schistozoma [„eine schlimme Krankheit, die man auf jeden Fall nicht einfangen sollte"]. Es gab auch Korallenschlangen, die gerne in Finger beißen, giftige Klapperschlangen, die aber gar nicht klapperten und Vipern, die meist giftig waren [„Legen Sie sich hin und bewegen Sie sich nicht. Holen Sie sich etwas Eis. Binden Sie sich nicht die Wunde ab und schneiden Sie sie nicht aus."]. Weiterhin gab es Bombardierkäfer, Taranteln und Skorpione [„selten tödlich"]. Der Himmel war bevölkert von Wespen, stechenden Ameisen, Moskitos, Vampir-Fledermäusen und aggressiven afrikanisierten Bienen [„Schauen Sie, dass Sie außer Sichtweite kommen oder springen Sie ins Wasser"]. Roy riet uns, passendes Schuhwerk für glitschige Felsen zu benutzen, wenn man flussabwärts geht und durch Stromschnellen, und ein Halstuch mitzunehmen, um den Schweiß damit abzuwischen.

Mir wurde allmählich schlecht.

"Also gehst du nun doch noch bei einer unserer Wanderungen mit", sagte Roo O'Brien, unser Tourführer. "Ich kann leider nicht mitkommen. Ich habe Capoeira-Unterricht."

"Ich kann auch nicht gehen", sagte ich. "Ich habe mein Halstuch nicht dabei."

Ich gab Roy die Hand und stellte mich als Reiseschriftsteller vor, der für den Observer arbeitet. Ich bedankte mich für seinen Vortrag.

"Howard, du siehst genauso wie der einzige britische Einwohner von Lencois aus."

"Wer ist das denn?"

"Jimmy Page. Ich kenne mich nicht mit seiner Musik aus und er weiß nichts von Geologie, aber wir sind gute Freunde. Nur schade, dass er nur wenige Tage im Jahr hier ist."

Wenn jemand schuld daran war, dass ich meine akademische Karriere aufgab und eher unkonventionellen Berufen nachging, dann ist das Jimmy Page, der vielleicht beste Gitarrist auf der Welt. Ich verbrachte ein gesamtes Studienjahr damit, auf dem Boden zu liegen und mir Led Zeppelin anzuhören, für die er alle LPs produzierte. Damit war endgültig entschieden, dass ich bei dieser Wanderung nicht mitmachen würde. Ich wollte stattdessen Jimmy treffen. Lencois war klein und ich hatte ein Chance von zumindest eins zu hundert, dass er zu Hause sein würde.

"Roo, wo hast du deinen Capoeira-Unterricht?"

"Direkt hier im Hotel. Komm mit und schau es dir an, wenn du dich schon von der Wanderung abseilst."

Am nächsten Morgen erwartete mich das einzige üppige Frühstück, aber auch Roy Funch.

"Diesmal bereit, Howard?"

"Nee, ich glaube ich sollte hier bleiben und etwas schreiben. Es ist so ein angenehmes Hotel."

"Schade. Ich weiß, was du damit sagen willst. Als ich hierher kam, war es eine Hühnerfarm und ein Schweinestall. Übrigens, Jimmy ist hier. Ich zeige dir den Weg."

Ich fühlte mich ganz und gar nicht wohl bei dem Gedanken, wie ein Groupie aufzutauchen und seinen einzigen Urlaubstag zu ruinieren. Das musste ich bleiben lassen. Die Wanderung aber auch. Mir war nicht nach Schreiben zumute und so entschloss ich mich, etwas durch die Straßen zu schlendern, die einst überquollen von Bars, in denen sich Flüchtende drängelten, und von anregenden Hurenhäusern, von Läden, die Pariser Mode verkauften und von sonstigen Geldverschwendungsmöglichkeiten. Etwas von dieser Stimmung musste doch noch in der Luft liegen. Ich ging einen Hügel hoch. Ein Auto kam entgegen und hielt an.

"Sie schauen wie ein Freund von mir aus. Wie heißen Sie denn?", fragte eine gut aussehende Beifahrerin.

"Howard."

"Das dachte ich mir. Ich habe aber gelogen. Sie sind nicht wirklich mein Freund, aber Sie könnten es sein."

Die Fahrertür öffnete sich und Jimmy Page sprang mit ausgestreckter Hand heraus.

"Ich habe Ihr Buch gelesen, Mr. Nice."

Ich wollte eigentlich sagen, ich hätte alle seine Songs wenigstens eine Million Mal angehört, aber grinste stattdessen etwas doof.

Wir tranken einen bei der nächstgelegenen Bar und sprachen über uns selbst und tranken noch einen und sprachen über alles andere. Plötzlich ging draußen ein wildes Getrommele los und ein Kreis von Zuschauern bildete sich um vier barfüßige junge Männer, die fast zwei Meter lange Bambusstöcke in den Händen hielten und in eleganten Tanzbewegungen eine Abfolge von Kampfsport-Stellungen vorführten. Ich fragte Jimmy nach Capoeira, und er erklärte mir, wie entlaufene Sklaven, die schnell merkten, dass sie sich mit bloßen Händen und Füßen verteidigen mussten, Capoeira entwickelten, eine Verteidigungskunst, mit der sie gegen Waffen, sogar Schusswaffen antreten konnten.

Wieder eingefangene Sklaven kombinierten diese Kampfsportbewegungen mit Musik und mit alten Ritualtänzen, die angolanische Männer vorführten, wenn sie die Pubertät erreicht hatten und demonstrieren wollten, dass sie nun das Recht hätten, Frauen zu heiraten. Die Vortäuschung eines akrobatischen Tanzes funktionierte eine Weile, wurde aber natürlich irgendwann einmal entlarvt und Capoeira wurde in Brasilien bis 1928 verboten. Erst dann akzeptierte man es als Sport- und Kunstform. Zwei Capoeiristas bewegen sich mit- und gegeneinander in einer fließenden Bewegung von Angriff und Verteidigung, die bestimmten Regeln und Verhaltensweisen folgt. Beide versuchen, den Raum zu kontrollieren, innerhalb dessen sie sich bewegen, indem sie den Gegner mit Tricks und Täuschungen verwirren. Capoeiristas loten ihre Stärken und Schwächen, ihre Ängste und Erschöpfung in einem schwierigen und konstanten Prozess aus, der Selbstreflexion, persönliche Ausdrucksstärke und Reife miteinander kombiniert. Das Tempo dieses ritualisierten Kampfes wird bestimmt durch die wechselnden Rhythmen der Berimbau [einem Musikinstrument mit nur einer Saite], durch lautes Händeklatschen und den Tamburin. Capoeira ist die Kunst, einer Gefahr mit einem Lächeln zu begegnen. Ein guter Capoeirista wird dem Gegner mit Selbstvertrauen, aber nie so übervorsichtig begegnen, dass dadurch der Ablauf behindert würde oder die Eleganz der Bewegung oder die Integrität der eigenen Persönlichkeit in Frage gestellt würde. Der Tanz ist ein Sinnbild des Lebens, das einem täglich die Bewältigung gefährlicher Situationen abverlangt. Mangelnde Vorsicht im Leben kann katastrophale Folgen haben, aber eine übertriebene Zurückhaltung behindert den Fluss des Lebens und lässt es träge und elendig werden. Capoeira hält die schwierige Balance zwischen anhalten und fließen, zwischen Misserfolg und Erfolg. Die einzige Möglichkeit, diesen fließenden Charakter des Capoeira [oder des Lebens, das es widerspiegelt] zu verstehen und zu verinnerlichen, ist, in den Ring zu treten mit der Entschlossenheit, die eigene Beschränktheit zu überwinden und über das Spiel hinaus zu blikken.

Als der Capoeira-Kampf endete, waren wir beide ziemlich abgefüllt.

"Jimmy, lieben die Brasilianer jegliche Musik?"

"So ziemlich. Auf jeden Fall lieben sie die britische Musik der Sechziger. Techno verwirrt sie etwas. Am liebsten ist es ihnen jedoch, wenn sie den Samba tanzen können, und das können sie eigentlich immer. Ich arbeite zurzeit mit ein paar brasilianischen Musikern zusammen."

Ich wünschte Jimmy viel Glück und verabschiedete mich. Auf dem Weg zurück zum Hotel kam ich an Roo vorbei, der versehentlich dem Capoeira-Lehrer in die Eier getreten hatte, so dass er sich vor Schmerzen wand. Roo war noch dabei, ihn mit Mund-zu-Mund-Beatmung wieder auf die Beine zu kriegen.

Brasilien ist die Nahtstelle von Religion und animistischen Kulten, von Volksglauben und heiligen Stätten, von feierlichen Gebäuden und lärmenden Hütten. In Brasilien greifen Sinnlichkeit, Spaß, Heiliges und Profanes fröhlich ineinander. Ich werde zurückkehren – mit oder ohne meine brandneue Wanderausrüstung.

Fußnote:

1} Die damaligen Seefahrer, die in Amerika landeten, dachten, sie seien in Indien; im Deutschen werden die Ureinwohner Amerikas als "Indianer" bezeichnet; diese Unterscheidung zwischen "Indern" und "Indianern" gibt es im Englischen allerdings nicht.

MAROKKO

"ZÜNDE DEINE PFEIFE AN ..."

Wer Marokko noch nicht besucht hat, neigt dazu, das Land entweder als eine große Sandgrube anzusehen, die am touristenverseuchten Strand des Mittelmeeres beginnt und bis zu den Sanddünen der sterilen Wüste Sahara reicht oder als ein durch und durch korruptes heidnisches Land, das den größten Teil der Welt mit Dope versorgt. Der erstgenannte Eindruck ist auf jeden Fall falsch. Marokko befindet sich an der nordwestlichen Spitze von Afrika und ist vom Rest des Kontinents durch das hoch aufragende Atlasgebirge und die ausgedehnte Wüste Sahara abgeriegelt. Sein Klima, seine geographische Lage und seine Geschichte verbinden es eher mit dem Mittelmeer, als mit dem Rest von Afrika. Besucher haben oft das seltsame Gefühl, noch nicht in Afrika angekommen zu sein. Die tollen Strände, fruchtbaren Ackerböden, Wälder, Weidelandschaften, üppigen Hochtäler und geschichtsträchtigen alten Städte im Norden Marokkos verstärken diesen Eindruck. Sobald man sich aber südlich und östlich bewegt, hinein in die kahlen, schönen Gebirgszüge des Atlas oder sie sogar überquert, verliert sich Marokkos Mittelmeer-Charakter schnell. Vor dem Besucher dehnt sich die Sahara aus mit ihren verbotenen Kashbahs, ihren wehrhaften Zitadellen und ihrer unbegrenzten Feindseligkeit.

Ich war schon einige Jahrzehnte nicht mehr in Marokko gewesen. Damals war ich auf ein paar illegale Geschäfte aus gewesen und hatte wenig außerhalb von Tanger, Tetouan und Ketama kennen gelernt. Das Flugzeug flog über meine alten Wirkungsstätten und landete in Casablanca, Marokkos Finanzzentrum und wichtigstem Hafen. Die Hälfte der marokkanischen Industrie befindet sich hier im Schatten der Vorstadt-Hochhäuser. Die Stadt hat den Ruf, unattraktiv, unerotisch und untypisch zu sein. Ich stieg hier nur um. Von der Transithalle aus sah ich weit hinter den riesigen Boeings einen großen Mann mit einem wettergegerbten Gesicht, einem Turban und einem flatternden ockerfarbigen Djellaba-Gewand, der eine kleine Schafsherde auf einem Feld hütete, das von einer niedrigen Steinmauer begrenzt war.

Casablanca mag zwar Marokkos wirtschaftliche Hauptstadt sein, aber es gibt noch andere in der Nähe: Rabat, Hauptstadt der Regierung und der

Diplomaten. Marrakesch, Hauptstadt des Tourismus und schließlich mein Ziel, Fes, die intellektuelle Hauptstadt, die Handwerker-Hauptstadt, die hochherrschaftlichste aller marokkanischen Städte. Hier findet man, wie in Rom oder Athen, die Schätze der gesamten Zivilisation. Fes ist die schönste und am besten erhaltene mittelalterliche Stadt in der gesamten islamischen Welt, eines der verbleibenden Weltwunder, eine triumphierende Zitadelle arabisch-islamischer Kultur. Sie wurde im 8. Jahrhundert inmitten eines fruchtbaren, wasserreichen Landstrichs am Schnittpunkt bergiger Handelsstraßen gegründet. Fes blieb jahrhundertelang Marokkos wirtschaftlicher, kultureller und religiöser Mittelpunkt. Es war Marokkos erste Hauptstadt und beherrschte während aufeinander folgenden Dynastien von Arabern und Berbern tausend Jahre lang das religiöse und politische Leben des Landes. Fes ist noch immer das geistige und kulturelle Zentrum Marokkos.

Um vier Uhr morgens wurde ich durch einen Kanonenschlag direkt vor meinem Hotel geweckt. Ich hörte Türen auf- und zugehen, Aufzüge hektisch rauf- und runterfahren und Leute aufgeregt reden. War Krieg ausgebrochen? Düfte drangen aus der Küche, Besteck und Töpfe klapperten. War das die letzte Gelegenheit, etwas zu essen? In der Tat, zumindest für die nächsten zwölf Stunden. Nachlässige Planung und mangelnde Vorbereitung hatten dazu geführt, dass ich hier mitten im neunten Monat des islamischen Mondjahres gelandet war, im heiligen Monat Ramadan, in dem Gottes Wort zum ersten Mal dem Propheten Mohamed zuteil wurde. Der Tag dämmerte herauf und das bedeutete: nicht rauchen, nicht essen, nicht trinken und kein Sex bis Sonnenuntergang. Ich ging auf Nummer Sicher und begab mich zum Hotel-Büffet, das bis zum Sonnenaufgang abgeschlossen sein musste. Ich aß zu viel und konnte nicht mehr einschlafen. Ich wollte nicht wirklich fasten und wünschte verzweifelt, ich hätte eine andere Besuchszeit gewählt. Der Tag brach an und ich schlenderte hinaus in die breiten, aber noch immer verlassenen Straßen der Cité Nouvelle, einer europäischen Stadt [mit kolonialer Eisenbahnstation], die nach dem Ersten Weltkrieg zu Ehren von Frankreichs damals triumphierendem Imperialismus gebaut worden war. Anschließend an die baumbestandenen Boulevards liegen die miteinander verbundenen Städte Fes el Jedid [Neu-Fes] und Fes el Bali [Alt-Fes].

Während ich langsam näher kam, lüftete sich allmählich der Dunstschleier über "El Jedid" und "El Bali" und enthüllte einen darunter liegenden zweiten Schleier von Hunderttausenden von Parabol-Antennen, die ein enormes Tal von 10.000 engen, mittelalterlichen Gässchen überdeckten, die Medina. Ich betrat die Medina durch eines der gewaltigen Tore, durch das kein Auto fahren darf. Die Gässchen werden schnell eng und steil. Die schwer beladenen Esel haben Vorfahrt. Handwerker bearbeiteten die Materialen ihres Handwerks: Leder, Teppiche, Holz, Schmuck und Gewürze. Aromatische Düfte von Kräutern, Gewürzen, leckeren Kebabs, frischem Honigkuchen und Brot ließen einem das Wasser im Mund zusammenlaufen. Bunte Girlanden aus Garn, Töpfen, Kassettenrekordern und Schuhen spannten sich von einer Ecke zur anderen. Ich war bald hoffnungslos verloren in diesem Labyrinth. Ich schlenderte durch quirlige, gewundene Sträßchen, wo sich ein Lädchen an das andere reihte. Hier gab es alles mögliche zu kaufen: bunte Kleidung, münzenverzierte Pantoffel, Messing-Geschirr, Zweige zum Zähneputzen, Gewürze und Backwaren. Alle Käufe, egal ob teuer oder billig, wurden in schwarze Platiktüten verpackt. Noch weiter drinnen verkauften Apotheken und Gesundheitsläden getrocknete Eidechsen- und Schlangenhaut, Blutegel, Skorpione, lebendige Igel und kleine Schildkröten. Ich wusste, hinter diesen schmalen Gassen mit ihren glatten, abweisenden Wänden verbargen sich großartige Wohnhäuser und Gärten. Anders als in Europa, legt die islamische Architektur Wert darauf, Räume zu umschließen, den Garten gegen die Wildnis zu schützen. Das rührt von dem tiefgehenden Bedürfnis, sich von der Außenwelt abzuschirmen und inneren Frieden in einer ganz privaten Oase zu finden. Die muslimische Vorstellung vom Paradies ist ein Ort mit reichlich kühlem Wasser und Schatten.

Aber um 3 Uhr nachmittags war die gesamte Medina trocken, heiß und sonnendurchflutet. Ich wanderte im vergeblichen Bemühen herum, mich zurechtzufinden und endete immer nur in einer Sackgasse nach der anderen. Natürlich merkten das jede Menge Einheimische und boten mir an, mein Führer zu sein, mich zum Hotel zu geleiten, mir die Moscheen und Museen zu zeigen, mich zu den preisgünstigsten Händlern zu bringen. Ich bin in der Fremde immer dankbar für einen hilfsbereiten Menschen und amüsiere mich köstlich über die unnötigerweise aggresiven Touristen, die angebotene Hilfe rüde ablehnen, um sich dann verwirrt und ohne Verständnis ihren mitgebrachten, überflüssigen Straßenkarten und anekdotenhaften Baedekerführern zuzuwenden. Das wirft ein lächerliches, aber entlarvendes Schlaglicht auf die westliche Einstellung. Natürlich sind manche einheimische Führer Halunken, aber wenn man ihnen in die Augen schaut und den nettesten aussucht, ist man eigentlich immer gut dran. [Die mit dunklen Brillen sollte man auf keinen Fall nehmen.] Ich wählte mir einen namens Raschid aus.

"Kannst du mich hier rausbringen?"

"Natürlich, Sir, aber zuerst sollten Sie sich die Gerberei ansehen. Wir sind ganz in der Nähe."

Ich folgte Raschid durch ein paar alte Nebengassen. Eine von ihnen führte zu einem großen, offenen Rechteck, das in helles Sonnenlicht getaucht war und von beißenden Gerüchen durchzogen wurde. Das war der Souk Dabbahin, ein antiker Platz, auf dem gefärbt und gegerbt wird und wo man Lederartikel noch wie in alten Zeiten herstellt. Jugendliche und Krüppel boten Pfefferminzbüschel an, die den überwältigenden Gestank von totem Fleisch übertönen sollen. Enge, glitschige Durchgänge führen zwischen antiken Tonfässern hindurch, die bis zum Rand mit grell-bunten Flüssigkeiten gefüllt sind. Frische, blutige Häute von Schafen, Kamelen, Zicklein und Kühen treffen ständig von den Metzgern und Schlachthäusern ein, werden sortiert, bewertet und auf Haufen gestapelt. Männer jeglichen Alters bewegen sich hin und her wie in einem chaotischen Ballett und bringen Stapel von Häuten von einem Fass zum anderen. Die frischen Tierhäute werden in den alten Tongefäßen gebeizt und gefärbt, bevor sie abwechselnd in Fässer mit Urin und Fässer mit Taubenscheiße getaucht werden. [Der Ammoniak beseitigt den Geruch von verrottetem Fleisch.] Gegerbte Häute legt man überall auf flachen Dächern zum Trocknen aus, bevor sie wieder zurück in das Labyrinth der Altstadt transportiert werden, wo geschickte Handwerker daraus elegante Jacken, Schuhe, Geldbörsen und Pantoffel machen.

Ich mochte Raschids unaufdringliche Begleitung und verabredete mich mit ihm für den nächsten Abend, gleich nach Sonnenuntergang. Mit seiner Hilfe konnte ich bestimmt die Geheimnisse dieser Stadt erkunden und mir den Rücken frei halten.

Das Hotel war noch immer wie verlassen, abgesehen von einer europäischen Dame, die in der trostlosen Bar saß. Wir kamen ins Gespräch. Ihr Name war Tanya. Sie hatte ein Jahr lang in Fes gelebt und war drauf und dran, für immer abzureisen. Sie freute sich schon darauf und nahm kein Blatt vor den Mund, als es um die Frage ging, welche Probleme Frauen in Fes haben.

Marokkanische Männer gestehen den Männern viel Freiheit in Bezug auf Sex zu, den Frauen aber nicht. Sie teilen Frauen in drei Typen ein: die Mutter [wird verehrt], die Ehefrau [ihr zurückhaltendes Auftreten sichert die Ehre des Mannes], die anderen [stets ein Objekt der Begierde]. Homosexualität ist lediglich eine Frage des persönlichen Geschmacks. Der Koran warnt vor dem Zölibat: "Als die Christen das klösterliche Leben einführten,... wurden viele von ihnen pervers."

Der ausgeprägte männliche Chauvinismus im Islam geht zumindest teilweise auf das folgende Koran-Zitat zurück:

"Die Männer stehen über den Frauen, weil Gott sie ausgezeichnet hat und weil sie ihren Reichtum dazu verwenden, sie zu unterhalten. Gute Frauen sind gehorsam. Sie bewahren ihre Scham, weil Gott sie bewahrt. Und wenn ihr fürchtet, dass sie sich auflehnen, dann vermahnt sie, meidet sie im Ehebett, sperrt sie in ihre Gemächer und schlagt sie. Wenn sie euch aber gehorchen, dann zürnt ihnen nicht." [Sure 4, Vers 34]. Bei diesem Credo ist es kein Wunder, dass eine Frau als lustgetriebenes Tier angesehen wird, das unter Verschluss gehalten werden muss, besonders wenn der Ehemann eingelocht wurde oder auf Pilgerreise ist.

Tanya erläuterte, dass jeder Tag zu einer Nervenprobe im Hinblick auf sexuelle Belästigung wurde. Obwohl sie die selben Leute jeden Tag in den selben Läden sah, wurde ihr Lächeln immer noch als Verführungsversuch gedeutet und jede Reaktion auf eine zwanglose Unterhaltung als eine Art Heiratsantrag.

Aber der Islam ist nicht nur eine Ansammlung von Macho-Verboten. Und zweifellos stellt er ein nützliches Bindeglied zwischen allen Schichten der Gesellschaft dar. Man wird nicht zu dem vergeblichen Versuch angehalten, das Leben einer Christus-Figur zu imitieren. Der Prophet Mohamed ist nicht göttlich und die ethischen Lehren werden nicht mit einer wundersamen Geburt, Kreuzigung und Wiederauferstehung verzerrt. Die islamischen Moral-Regeln können und müssen von allen Mitgliedern der Gemeinschaft befolgt werden.

Der Nachmittag war schon ziemlich fortgeschritten und Tanya kündigte an, sie werde das Sonnenuntergangs-Essen für ein paar Berber-Freunde aus der Sahara kochen und wolle mich dazu einladen.

Die Berber sind ein nicht-arabisches, eingeborenes Stammesvolk aus dem nordwestlichen Afrika. Sie bewohnten Marokko, Algerien und Tunesien seit mindestens 3000 v. Chr. und sprechen ihre eigene Sprache. Die Männer waren polygam und widmeten sich dem Krieg. Die Frauen erledigten die meiste Feldarbeit. Die Berber glaubten, Gold sei von Übel und Silber sei gut. Nach ihnen ist die nordafrikanische Berberküste benannt, ein berüchtigtes Piratengebiet und eine ständige Bedrohung für die Handelsrouten des Mittelmeeres im 18. und frühen 19. Jahrhundert.

Ich nahm Tanyas Einladung mit Freuden an.

Die Straße vor dem Hotel wimmelte von Leuten, die begeistert, wenn nicht gar verzweifelt, nach Hause zu ihren Familien eilten. Sie lächelten in der Vorerwartung und hielten ihre schwarzen Plastiktaschen mit den essbaren Köstlichkeiten fest. Zum ersten Mal war ich jetzt froh, dass ich als Außenstehender den Ramadan freiwillig mitmachte. Ich konnte somit an der Freude teilhaben, die einsetzte, wenn sich bei Sonnenuntergang die Cafés und Restaurants mit Musik und Gästen füllten.

Das Apartment der Berber war bescheiden, einfach und bequem. Im Laufe der Jahrhunderte hatten sich die Berber allmählich der vorherrschenden Kultur der Araber angepasst. Bildung, Transportmöglichkeiten und moderne Kommunikationsmittel ließen die Berber an der großen Auswahl von traditionellen und modernen Berufen teilhaben. Die meisten sprechen auch marokkanisches Arabisch und alle sind zumindest auf dem Papier Muslime. Trotz dieser Integrationsmöglichkeiten und der totalen Übernahme des Islam, lebt die Mehrheit noch immer von Viehzucht und Getreideanbau in ländlichen Gebieten. Und es gibt noch Familien, die nicht im Traum daran denken würden, sich mit Arabern zu verheiraten.

Früh am Morgen hatte Tanya, wie alle marokkanischen Frauen, geputzt und die Küchengeräte hergerichtet. Dann hatte sie das Essen eingekauft, das sie dann gleich gesäubert, gewaschen und zerteilt hatte für den langsamen Kochvorgang. Tanya hatte mich instruiert, dass ich jedem die Hand schütteln sollte, aber auf keinen Fall bei ihr anfangen dürfte, sondern bei der Person zu meiner Rechten und dann so weiter. Der Tisch war noch nicht gedeckt. Während Tanya sich in der Küche beschäftigte, brachte ein jüngeres Familienmitglied Metallkessel, Handtücher und Schalen mit einer hervorstehenden Ablage in der Mitte herein. Auf den Ablagen befanden sich kunstvoll geformte Seifenstücke. Wir hielten unsere Hände über die Schalen und dann wurde Wasser darüber gegossen. Tanya trug eine Speise nach der anderen herein. Frisches Brot wurde als Löffel benutzt. Alle aßen direkt von den Tellern und reichten sich manchmal gegenseitig saftige Portionen, aber man war bedacht, nicht herumzukleckern. Was jemandens Mund berührt hatte, konnte nicht mehr von einem anderen gegessen werden. Das Mahl wurde fast gänzlich schweigend, aber mit freundlichen Minen eingenommen. Das Genießen des Essens war weit wichtiger, als Unterhaltung. Nach der Mahlzeit schliefen die meisten ein. So ein Essen nach einem langen Fasten ermüdet sehr.

24 Stunden später zeichneten sich vor mir dunkle Mauern ab und aus dem Schatten der Mauern löste sich eine Gestalt. Raschid kam auf mich zu:

"Was möchten Sie nun unternehmen, Sir? Museum oder etwas zu essen?"

"Gibt es ein Restaurant mit Musik?"

Von allen Ländern Nordafrikas, bietet Marokko das Beste an packender und vielfältiger Musiktradition und die größte Palette an kulturellen Stilrichtungen, die unter dem Begriff "weiß-afrikanische Kultur" [zur Unterscheidung von der schwarz-afrikanischen südlich der Sahara] zusammengefasst werden. Die heutzutage in Marokko gespielte Musik spiegelt den komplexen historischen Wandel wider, den dieses Land aufgrund seiner ethnischen und geographischen Situation durchmacht.

"Bauchtanz, Sir?"

"Eigentlich nicht. Kennst du Jajouka-Musik, Raschid?"

"Ja, Sir, aber die gibt es heute Abend nicht in Fes."

Jajouka ist ein heidnischer Musik-Ritus, bei dem die Fruchtsbarkeitsgötter angerufen werden, ähnlich wie in alten Pan-Riten. Die Jajouka-Musiker verehren Haschisch und wurden bekannt, als sie 1969 Aufnahmen mit Brian Jones von den Rolling Stones machten.

"Gibt's noch andere Musik über Haschisch?"

"In einem Restaurant, das ich kenne, spielen sie heute Heddaoua, Sir."

Die Heddaoua sind Märchenerzähler einer umherziehenden religiösen Sekte, die normalerweise auf öffentlichen Plätzen in marokkanischen Kleinstädten und Dörfern auftreten und nicht so sehr in städtischen Restaurants. Sie tragen Gedichte, Weisheiten und Sprüche vor, aber in einer seltsamen, mehrdeutigen und geheimnisvollen Sprache und in einem ganz bestimmten Rhythmus. Letztendlich ist ihre Botschaft, man sollte sich ganz und gar dem Haschisch hingeben, als der ultimativen Quelle von Freiheit und der Kunst des Meditierens.

Das Restaurant befand sich in einem der üblichen luxuriösen Paläste der Medina. Die Heddaoua trugen seltsame Laternen vor sich her, als sie hereinkamen. Sie hockten sich auf einen Teppich, der vor einer Reihe von leeren Flaschen und Vasen mit Plastikblumen ausgerollt war. Die künstlichen Blumen sollten einen blühenden Zaubergarten darstellen. Die Musiker hatten echte Tauben auf ihren Schultern und Köpfen. Sie arbeiten paarweise zusammen, denn ihr Vortrag besteht aus Fragen und Antworten. Das immer wiederkehrende Thema ist eine Einladung zum Haschrauchen. Ich bat Raschid um eine Übersetzung:

"Zünde deine Pfeife an.
Rauche deine Pfeife.
Der Allmächtige bringt dir Frieden.
Rauche und schlürfe den Tee.
Der Allmächtige wird dich befreien
Von aller Mühsal.
Rauche und atme tief ein.
Wer neidisch ist, dem wird Elend widerfahren."

Die Botschaft war ja ziemlich deutlich. Ich hatte große Lust einen durchzuziehen.

Raschid legte eine Mischung aus Kif und Haschisch in eine kleine Tonschüssel, die er vorsichtig an die Öffnung einer erlesenen Zedernholzpfeife stellte, die er mir reichte. Dann zündete er die Mischung an. Das war die beste Ladung, die ich in den letzten 20 Jahren gehascht hatte. Vielleicht konnte ich doch noch etwas Zeit herausschinden, um die Haschischfelder aufzusuchen, und sei es nur, um alte Erinnerungen wieder aufleben zu lassen.

Die entspannte Stille, die eingesetzt hatte, als die Heddoua gegangen waren, wurde jäh durch wahnsinnigen metallenen Krach zerrissen. Es kamen vier Männer herein. Jeder hatte einen Fez auf, dessen Quaste sich im Rhythmus von riesigen eisernen Kastagnetten drehte. Eine wilde Aufregung verbreitete sich im Restaurant. Die Gnaoua sind eine spirituelle Bruderschaft sudanesischer Neger, die normalerweise wie die Heddoua als Musiker und Akrobaten über die Marktplätze im marokkanischen Süden ziehen. Sie benutzen nur Percussion-Instrumente. Ihre Musik ähnelt stark der von Mali und Senegal und dient hauptsächlich zur Vertreibung von bösen Geistern. Das geht einher mit Headbanging auf Steinfliesen. Außerdem essen die Musiker Glas und ritzen sich selbst die Haut mit Messern. Das war alles wunderbar verrückt und machte mich nur noch entschlossener, wieder einmal die Haschisch-Plantagen zu besuchen.

Rund um Ketama, einem kleinen Dorf 150 Kilometer von Tanger entfernt, das früher als ein mögliches Ski-Gebiet und Jagd-Paradies angesehen wurde, erheben sich kahle Berge mit pinien-bestandene Gipfeln. Das ist das Anbaugebiet für das meiste Import-Haschisch auf der Welt. Das Areal wächst jedes Jahr und umfasst nunmehr mehrere tausend Quadratkilometer. Es erstreckt sich bis 40 Kilometer vor Tanger. Fast jedes terrassierte Feld mit Zugang zu Wasser ist bepflanzt mit Kif-Pflanzen, die im Februar gesetzt und im Sommer geerntet werden. Die Pflanzen werden abgeschnitten und für den Transport mit Esel und Muli zum Bauernhof gebündelt. Dort trocknen sie bis zu einer Woche auf heißen Blechdächern. Wenn sie schön durchgetrocknet sind, werden die Bündel im Inneren gelagert und zwischen ein und sechs Monaten aufbewahrt.

Das Timing war exzellent. Sie würden jetzt gerade Haschisch herstellen. Ein paar gezielte Anrufe bei alten Freunden führten zu einer Einladung, vorbeizukommen und das neueste Produkt auszuprobieren.

Ich mietete ein Auto [eine erstaunlich einfach Prozedur] und nahm von Fes aus die S 302 Richtung Norden. Das war die Route de l'Unité, die 1963 fertiggestellt wurde. Sie wurde unter dem vor einiger Zeit verstorbenen König Hassan II als erste Nord-Süd-Verbindung über das Rif-Gebirge gebaut, das vorher völlig abgelegen war und zugleich die Trennung zwischen den alten spanischen und französischen Kolonialgebieten markierte. Alle Reiseführer für Marokko, einschließlich "Lonely Planet", raten massiv von einem Besuch ab. Sie warnen vor vermummten Fahrern in Mercedes-Autos, die unvorsichtige Besucher überfallen und sie dazu zwingen, Dope-Dealer zu werden. Ich bemerkte davon nichts. Vielleicht war ich zur falschen Zeit da. Aber die Straße führt nach Ketama.

Wenige Stunden, nachdem ich Fes verlassen hatte, schaute ich zu, wie Bündel von Cannabis-Pflanzen mit Stöcken über einer Wanne mit einem Sieb geschlagen wurden. Zuerst ging nur das gute Harz durch [aus ihm wird das begehrte "Double Zero" gewonnen], dann schließlich nach vielmaligem Wiederholen der Prozedur das an Harz arme, gepuderte Blatt. Das gesiebte Harzpulver wurde verdichtet und erhitzt, wodurch eine Bindung der Masse erreicht wurde. Das Harz [farblich variierend von einem hellen, eher gelblichen Braun bis zu einem rötlichen Braun] wurde dann in Blöcke gepresst und mit Cellophan oder Stoff umhüllt.

Ich wartete bis zum Sonnenuntergang und probierte das "Double Zero". Ein zerbeulter Kassetten-Rekorder hing an einem Baum und posaunte ein Potpourri von Credence Clearwater Revival und Swinging Jazz in die Gegend. Pfefferminztee und Fruchtsaft flossen in Mengen. Vögel hockten auf Haschisch-Säcken. Als Haustier gehaltene Affen spielten mit wilden Katzen. Das war Marokko, wie ich es liebte. Das hatte ich schon beim ersten Mal gemerkt.

IBIZA

Nutten, Schauspieler, Schwule, Gladiatoren, Zauberer und Killer.
Ich bin schwul. Lös dich von deiner Krücke. Oute dich.

Hier mitten im Sand
Zwischen Meer und Land
Was soll ich bau'n oder schreiben
Was wird in der Nacht davon übrig bleiben

Erzähl mir von Liedern, die es zu retten gilt
Sind es Wellen sich überschlagend so laut und so wild
Oder Folien, die ich entwerfen soll
Für Zeiten nach mir, von Hoffnung so voll

So lass uns denn tanzen Hand in Hand
Inmitten des Mondscheins, in Ibizas Sand.

Das zehnte Jahr für den weltweit größten und bekanntesten Club auf Ibiza bricht an. Jeden Montagabend von Juni bis Oktober ist 'Manumission' der Gastgeber für über 10.000 Menschen.

'Manumission' bat mich, Irvine Welsh und Kris Needs ein Buch über das Projekt zu schreiben. Darin kommen auch die großen Namen vor: Fatboy Slim, Happy Mondays, Primal Scream und die Chemical Brothers.

Frau Luna, die Beherrscherin des Monats,
führt das Chronometer in Versuchung und trickst die Uhr aus.
Sie klappert mit ihren Symbolen von
Fruchtbarkeit und Passivität,
Spiegelung und Wandel,
Wiederkehr und Phantasie,
Träumen und Sex.
Sie leuchtet, während der Werwolf sorgenvoll herumwandert.
Sie ist Ihre Majestät, Das Luder.
Sie ist das Tor zum Himmel.
Je nach ihren mondphasenbedingten Launen
blockiert sie die Sonne oder erleuchtet die Nacht.

Unsere Woche ist zu schwach und unsere Tage sind wie betäubt.

SIZILIEN UND DIE ÄOLISCHEN INSELN

DIE AMME, VON DEREN BRUST SICH DIE RÖMER ERNÄHREN

Welcher urbane Urlauber möchte schon in einer wahnsinnigen Hitzewelle in Athen schmoren, aus einem Madrider Hochhaus fallen, von einem Londoner Verkehrsrowdy erschossen oder im Karneval von Rio ausgeraubt werden? Gehe auf Nummer Sicher und verweile in der Großstadt, die Europas drittgrößtes Opernhaus besitzt, deren Zentrum aus üppigen und ausgedehnten botanischen Gärten besteht und die jahrhundertelang Teil hatte an den großartigsten Zivilisationen dieser Welt, deren kulturelles und kulinarisches Erbe man heute noch genießen kann. Besuche die Stadt, in der sich die junge Generation während des Tages trifft, um wissbegierig und begeistert an zeitgenössischer Kunst teilzuhaben, an Avantgarde-Theatern und an Kulturdebatten, wo die ältere Generation sich die ganze Nacht durch die Straßen drängt wie auf den Ramblas von Barcelona, wo es seit wenigstens 14 Monaten keinen einzigen Mord gegeben hat. Streife unbelästigt durch beleuchtete Prachtstraßen, wo elegante Barockkirchen in lockerer Reihenfolge neben normannischen Monumenten, spanischen Palästen, arabischen Kuppeln und Renaissance-Kirchen stehen. Lass dich ablenken von byzantinischen Straßenmärkten, die enge mittelalterliche Gassen verstopfen. Folge dem Tipp von Guy de Maupassant: "Wenn einem der Sinn nach Messerstichen und Verhaftungen steht, dann sollte man nach Paris oder London gehen, aber nicht nach hierher, wo man sich Tag und Nacht ohne Leibwächter oder Waffen bewegen kann. Hier findet man nur ausgesprochenes Wohlwollen gegenüber Ausländern."

Die Stadt, um die es geht, ist Palermo auf Sizilien. Erst rissen die Karthager sie sich unter den Nagel. Dann fiel sie an die Römer, die Sarazenen und an die Normannen, unter denen sie zu Europas großartigster Metropole erblühte, berühmt für ihren reichen Königshof, für ihr Zentrum der Wissenschaft und für ihren ein wenig teuflischen Ruf. Palermos kulturelle und kommerzielle Bedeutung hielt auch unter spanischer Herrschaft mehrere Jahrhunderte an, bis Garibaldi entschied, von hier aus seinen erfolgreichen Einigungsprozess zu beginnen, der über die zweite Hälfte des 19. Jahrhunderts ging. Zu Beginn des 20. Jahrhunderts zeigte die erfolgreiche Unternehmerschaft Palermos ihren Reichtum mit modernistischen Jugendstilbauten, allerdings lieber in Form von Theatern als von Kirchen. Nirgendwo sonst manifestierte sich diese Haltung besser als in der großen Halle des Hotels, in das ich für meine erste sizilianische Nacht eincheckte, die 'Villa Igiea'. Diese klassische Jugendstilvilla wurde von Ernesto Basile im Jahre 1900 entworfen und gehörte ursprünglich der Familie Florio, Palermos bedeutendster Industriellen-Familie und Erfinder der Thunfisch-Konservendosen.

Ein starker Wind weckte mich am nächsten Morgen. Ich war ein wenig durcheinander und verblüfft. Palermo? War das nicht ein Synonym für ein schwieriges, gefährliches, ja geradezu lebensgefährliches Pflaster? War es nicht das Allerheiligste all der amerikanischen Gangster, die ich im Gefängnis kennen gelernt hatte? War es nicht das Hauptquartier der Mafia, das Machtzentrum der größten Verbrecherorganisation der Welt? Wo sind sie denn alle?

Obwohl es eine alternative Erklärung gibt [Mafia komme vom arabischen "Mu'afah", was "Zuflucht" oder "Schutz" heißt], ist die verbreitetere Theorie über den Ursprung des Wortes, es rühre von Morte Ai Francesi, Invasori, Assassini [Tod den Franzosen, Invasoren, Mördern!]. Das war der legendäre Schlachtruf und Auftakt der Sizilianischen Vesper, zur Vesperstunde des Ostermontags, am 31. März 1282. Damit begann eine Bewegung gegen die Ungerechtigkeiten unter der andauernden Fremdherrschaft und für eine gerechtere Gesellschaft. Und dabei blieb es für fast den gesamten Rest des zweiten Jahrtausends. Den Franzosen folgten die Spanier und dann die österreichischen Despoten. Selbst Garibaldis Einigungsbewegung erfüllte nicht die sizilianischen Erwartungen: Die Insel wurde weiterhin von weit entfernten Bürokraten regiert, denen alles egal war. Nur saßen sie von nun an in Rom statt in anderen europäischen Hauptstädten. Inzwischen vertrauten die Leute mehr auf die Mafia, deren anti-imperialistische Tentakel sich überall hin ausbreiteten.

Selbst in einem unabhängigen und politisch ruhigen Land kann sich das organisierte Verbrechen schnell ausbreiten, wenn die Regierung ein paar irrationale Gesetze und Anordnungen erlässt. Zu Anfang des 20. Jahrhunderts teilte die US-amerikanische Regierung den Hunderttausenden von neu eintreffenden italienischen Einwanderern mit, dass sie nun nicht mehr ihren gewohnten Traditionen nachgehen konnten, nämlich gelegentlich ein Glas Wein zu trinken und ein Lotterie-Ticket zu kaufen. Die Prohibition und die Zerschlagung der sogenannten illegalen Lotteriesysteme

[Numbers Rackets] waren das erklärte Ziel der Regierung. Die Mafia erkannte darin eine erneute Chance, die Bedürfnisse des einfachen Volkes zu befriedigen. Das führte zu einer Verflechtung von legalen und illegalen Geschäften und von kriminellen Organisationen und sozialen Einrichtungen. Heutzutage sind Drogen und Geldwäsche die bekanntesten kriminellen Aktivitäten, aber die Verquickung von Verbrechen und Politik hat eigentlich viel verheerendere Folgen. Die Vermischung von illegal und legal sowie von kriminell und staatlich erlaubt, ist der Kern des historischen Mafia-Modells. In Sizilien wurden nach der italienischen Einigung Gewalt und ungesetzliches Handeln generell als nicht strafwürdige Überlebensformen und als akzeptable Wege des sozialen Aufstiegs angesehen. Die legale Wirtschaft war einfach nicht in der Lage, angemessene Möglichkeiten des Geldverdienens anzubieten. Der Staat und seine Einrichtungen wurden als abgehoben und fremdartig angesehen, die man am besten nur durch die Mafiosi und deren Freunde kontaktierte, denen man vertraute. Für die Mafia gab und gibt es keine Rechte, für sie zählen nur gute Verbindungen. Aber wo sind die Mafiosi?

Ich hatte nicht genug Zeit, nach der "Firma" zu suchen. Schließlich sollte ich einen Reisebericht schreiben, und mein Ziel waren die Äolischen Inseln. Ein umfangreiches italienisches Frühstücksbüffet hätte mich eigentlich in die Gänge bringen sollen, aber die Kellner verursachten bei mir ein Unbehagen, indem sie kritisch meine ungepflegten Fingernägel, mein ungeordnetes Haar und meine Kleider mit unbedeutenden Designer-Labels musterten. Einer von ihnen schien Mitleid mit mir zu haben. Mit einem Blick auf meinen Reiseführer sagte er: "Sie werden heute kaum in der Lage sein, auf die Inseln zu gelangen, Signore. Der Schirokko bläst viel zu stark. Aber es gibt hier in Palermo genug zu sehen."

Ich bin immer scharf auf Sightseeing. Also schaute ich mich nach einer Tour um. Ich glotzte schamlos auf die Schönheiten, die in den neuesten Moden aus Mailand und Florenz vorbeiflanierten, wich geschickt Vespas und Kinderwagen aus, kaufte in einem exquisiten Tabakladen ein paar Zigaretten und schaute kurz in die Kathedrale, um einen Blick auf die dortigen Reliquien zu werfen: einen Arm der heiligen Agathe und einen Fuß der Maria Magdalena. Dann war ich bereit für Palermos gruseligste Attraktion, die Katakomben. Das Kapuzinerkloster am Rande Palermos bewahrt fast 10.000 Leichen auf, die mittels verschiedener chemischer Prozesse und Dehydrierverfahren präpariert wurden: mit Essig, Arsen und ungelöschtem Kalk. Die Leichen werden zum Teil in ihren normalen Kleidern in Nischen entlang der labyrinthartigen Korridore oder in gestapelten Glassärgen ausgestellt. Die meisten Körper sind abstoßend, verformt, mit Grimassen und verfallen. Andere haben noch ihr volles Haar und starren einen an. "Hier besuchen die Leute von Palermo täglich ihre verstorbenen Freunde und stellen sich auf ihren eigenen Tod ein, wählen sich die Begleitung aus, die sie in der anderen Welt haben wollen. Sie entscheiden, welche Nische sie nehmen wollen, probieren, ob sie hineinpassen und halten sich dort stundenlang auf ..." [so schreibt Patrick Brydone in seinem Buch "Eine Reise durch Sizilien und Malta" im späten 18. Jahrhundert].

Überraschenderweise machte mich der Gang durch die Katakomben hungrig. Ich musste unbedingt im Grandhotel 'E Delle Palme' speisen, wo Richard Wagner 1882 den "Parsifal" komponierte und wo sich im Oktober 1957 die Mafia-Bosse trafen, um den Drogenhandel weltweit untereinander aufzuteilen. Bei einer Flasche "Brunello di Montalcino" kam mir wieder die "Firma" in den Sinn.

Während die amerikanische Alkohol- und Glücksspiel-Industrie, dieses Mal legal, wieder fest in italienischer Hand war, ging es daheim in Sizilien heiß her. Mussolini, der Duce, war an die Macht gekommen und schickte Cesare Mori los, die Mafia zu vernichten. Mori lochte Tausende ungerechtfertigter weise für belanglose Vergehen ein und trieb so die Mafia noch mehr in den Untergrund. Die weiter bestehende Unzufriedenheit der Leute zeigte sich im Räuberunwesen und der damit einhergehenden Omerta. Diese Mauer des Schweigens funktionierte nicht nur beim eher etwas romantisierten Banditentum, sondern auch im finsteren Netzwerk der Verbindungen zwischen Politik und organisierter Kriminalität. In diesem Hexenkessel von Ehre und Elend wurden die Gesetzesbrecher zu einer Art Robin Hood hochstilisiert. Unter diesen Umständen schienen die Vereinigten Staaten ein besseres Vaterland zu sein als Italien, so dass die Mafia ihren Teil dazu beitrug, dass General Patton 1943 seine Italieninvasion beginnen konnte. Die Sizilianer hatten für ihre unkonventionellen Hilfsleistungen im Krieg offenbar mit einer angemessenen Belohnung gerechnet wie etwa, dass sie zu einem Teil der USA oder Mitglied des britischen Empire und Commonwealth würden oder wenigstens die Unabhängigkeit erhielten. Stattdessen brachte ihnen die Nachkriegszeit Anarchie, Hunger und ein problematisches Regionalparlament, ähnlich dem nordirischen Stormont.

Der größte Teil von Palermos Hafen und von seinem mittelalterlichen Zentrum war völlig von Bomben zerstört und das Meer wurde zweihundert Meter zurückgedrängt, indem man den Kriegsschutt einfach ins Meer kippte. Damit war auch die einst großartige Uferpromenade ruiniert, und das neu geschaffene Gelände blieb ein verkommenes, unkraut-überwuchertes Niemandsland. Ein paar Dollar sorgten dafür, dass der Kommunismus als Feind angesehen wurde. Das Banditentum blühte genauso wieder auf wie der Separatismus. Die politische Bevormundung wuchs. Die Mafia infiltrierte die Bauindustrie. Bauruinen von halb errichteten Wohnblocks und Bürogebäuden verstreut auf der ganzen Insel waren die Folge. Aber wo sind die Mafiosi heute? Warum gibt es keine Touristenführungen durch die Wirkungsstätten der Mafia von einst? Ist die heutige Drogen-Mafia etwa nur der Fantasie von Thriller-Autoren entsprungen? Ist sie vielleicht eine Einbildung der Sensationspresse oder gar nur eine Erfindung der italienischen und der amerikanischen Regierung, die nach Sündenböcken suchen? Hatte sich Mario Puzo das alles ausgedacht, als er Der Pate schrieb? Vielleicht doch nicht. Puzo behauptet, es sei reiner Zufall gewesen, dass er sich das Dorf Corleone als Vorbild genommen hätte. Es hätte genauso gut Montelpre, Lerca Freddi oder Partinico sein können. Aber als der Boss der Bosse, il capo dei tutti capi, Salvatore Riina im Jahre 1993 verhaftet wurde, kam heraus, dass er 20 Jahre lang unbehelligt in Corleone gelebt hatte, wo seine Kinder in der örtlichen Schule und im Krankenhaus registriert waren. Sind Zufälle nicht manchmal Klasse? Klar doch.

Ich fuhr mit dem Taxi nach Corleone. Es gibt dort nicht den leisesten Hinweis auf eine kriminelle Organisation oder einen Hollywood-Film. Ich schloss daraus, dass entweder alle Mafiosi im Ucciardone-Gefängnis von Palermo sitzen [und dort mit ihren Wärtern zusammenarbeiten, damit sie gutes Essen kriegen und nicht abhauen] oder, dass die Mafia ebenso unsichtbar wie unausrottbar ist. Man kommt nicht ran an sie, vielleicht noch am nahesten, wenn man die Sensationsmeldungen der Zeitungen liest.

Nach Auskunft des Hotelpersonals hatten am nächsten Morgen die Schiffe ihren Fährdienst zwischen den sizilianischen Inseln wieder aufgenommen. Ich beschloss, den Zug von Palermo entlang der tyrrhenischen Küste bis Milazzo zu nehmen und dort auf eine Fähre zu den Äolischen Inseln umzusteigen. In der Hauptsaison hat man verschiedene Möglichkeiten anzureisen, wie zum Beispiel mit einer Direktfähre von Palermo aus, aber keine Route ist so attraktiv wie diese. Über weite Strecken verlaufen die

Schienen in nur einigen Metern Abstand parallel zum Meer. Ich öffnete das Fenster meines Abteils und ließ mein Gesicht von der hochspritzenden Gischt besprühen. Dieser Teil Siziliens ist bestens geeignet zum Urlaubmachen: Klippen, Buchten, Sandstrände, Steinstrände, Zitrushaine, mächtige mittelalterliche Kathedralen, Bergfestungen, normannische Schlösser, griechisch-römische Ausgrabungen und recht vertraut wirkende Ölraffinerien.

Römische Villen ducken sich ängstlich unter Autobahn-Viadukten, die Kurbäder mit Wasser versorgen, das gut gegen Arthritis und gut für die Herstellung von Pasta ist. Obwohl sich die Lokomotive nicht besonders rasant vorwärts bewegte, wandelte sich das Terrain schnell und deutlich von der rauen und wilden, arabisch anmutenden Westküste zum grünen, fruchtbaren Ackerland des Ostens. Auf den Bahnhöfen konnte man auch bemerken, wie der Singsang des Akzents von Palermo allmählich der härteren Sprechweise der Syrakuser wich, was zugleich ein Hinweis darauf ist, dass Sizilien in der Antike für Hunderte von Jahren eine geteilte Insel war. Als die Karthager sich im 8. Jahrhundert vor Christus im Westen Siziliens niederließen, gründeten zur gleichen Zeit die alten Griechen eine Kolonie im Osten und nutzten ziemlich schnell die Fruchtbarkeit des Landes [Demeter, die griechische Göttin des Getreides und der Fruchtbarkeit wurde zur Hauptgottheit der Insel]. Sie brachten den Olivenbaum und den Weinstock mit und legten somit den Grundstein für Siziliens Rolle als Speisekammer Roms [Cato: "Die Amme, von deren Brust sich die Römer ernähren."]. Syrakus wurde ein bedeutendes Zentrum der frühen Christenheit und war kurzzeitig die Hauptstadt des byzantinischen Reiches.

Drei Stunden nachdem ich Palermo verlassen hatte, stieg ich in Milazzo aus und bemerkte höchst erfreut, dass der Fährdienst mit Tragflügelbooten betrieben wurde.

Die Äolischen Inseln sind verschlafen, verführerisch, unendlich still und von ruhiger Gangart. Obgleich häufige Stürme das Gefühl der Isoliertheit verstärken, ist dieser Archipel aus sieben vulkanisch aktiven Inselchen doch von einer umfassenden Beschaulichkeit geprägt. Es gibt zahlreiche Mythen über urtümliche und unvorhersehbare Gewalten. Vulkane galten als Höllenschlunde. Jupiters Sohn Vulkan, der Gott des Feuers und des Schmiedehandwerks, hatte hier seine Werkstatt. Äolus, der Gott der Winde und der Seefahrt, hielt seine Winde in einer der Höhlen unter Verschluss. Er verschenkte einige von ihnen an Odysseus in einem Weinschlauch [seine neugierige Mannschaft ließ sie heraus, wodurch das Schiff zurück in den Hafen geblasen wurde]. In neuerer Zeit kamen Professor Lindbrook und seine Kollegen in Jules Vernes Reise zum Mittelpunkt der Erde an dieser Stelle wieder ans Tageslicht.

Eine Stunde nach dem Ablegen in Milazzo erreichte das Tragflügelboot Vulcano, das seine Schlammbäder, heißen Quellen und rauchenden Krater anpreist. Ein extrem starker, unappetitlicher Geruch nach Schwefel und faulen Eiern liegt in der Luft. Ätzende, gelbe Rauchfahnen dampfen bedrohlich durch die Gegend, ein ständiger Hinweis auf die stille, geballte Kraft tief da unten drin. Orange und rote Blitze lassen den pyrotechnischen Vorgang ahnen, der sich in der Tiefe abspielt. Vor dem 18. Jahrhundert lebte hier niemand und seitdem gab es schon mehrere hastige Evakuierungen. Safranfarbene Erde und das intensive Rot und Orange der Eisen- und Aluminium-Sulfate fallen ins Auge. Besucher und Einheimische baden in Pools mit dicklicher, gelber Suppe, die nach faulem Schwefelschlamm riecht. Es sieht wie bei einer antiken Sektenfeier aus. Ich ging weiter und nahm ein anderes Tragflügelboot nach Lipari, der abwechslungsreichsten und historisch interessantesten Insel. Im ersten punischen Krieg Karthagos mit Rom diente sie als karthagischer Stützpunkt. 1544 fand hier unter dem Kommando des berüchtigten nordafrikanischen Piraten Rotbart [Barbarossa oder Khair ed-Din] ein fürchterliches Gemetzel statt. Die 10.000 Überlebenden des Massakers verkaufte er in die Sklaverei. Liparis wirtschaftliche Grundlage bis zur Erfindung von Stahl war sein Obsidian, ein sehr seltenes und scharfes schwarzes Glas [bestens geeignet für das Schmieden von Waffen], welches der jetzt erloschene Vulkan Monte Pelato herausschleuderte. Vom Hafen ging ich durch pittoreske Gässchen mit schikken Boutiquen und Souvenirläden, aber auch Lebensmittelläden [Alimentari, mit Kapern, Oliven und Malvasia-Trauben, die hier seit Jahrhunderten angebaut werden] und Anglerläden bis zum Hotel 'Villa Meligunis', einem Gebäude aus dem 18. Jahrhundert, mitten im alten Stadtkern von Lipari gelegen. Dort kümmerte man sich um mich mit einer perfekten Mischung aus ehrerbietiger Zurückhaltung und überschäumender Gastfreundlichkeit, wie ich sie noch nie erlebt hatte. Als es Abend wurde, marschierte ich zum Castello hinauf, einer mittelalterlichen Burg, wo aber schon Odysseus nach seinem Kampf mit den Zyklopen zwei Wochen lang Rast gemacht haben soll. Heute beherbergt das Castello eines der besten archäologischen Museen weltweit, das Museo Eoliano, bekannt für die älteste und umfassendste Sammlung griechischer Theatermasken, die in den frühen Aufführungen der Tragödien von Sophokles und Euripides und der Komödien von Aristophanes und Melander verwendet wurden. Wenn man drinnen steht, ist man umgeben von 6000 Jahre altem Zeugnis, dass die Griechen schon ziemlich gut wussten, wie man sich vergnügen und Spaß haben konnte.

Liparis gegenwärtige Einnahmequellen bestehen nicht nur aus Tourismus, sondern kommen auch aus der wieder aufgelebten Bimsstein-Industrie. Bimsstein [rotes, vulkanisches Glas] wird zur Herstellung von Zahnpaste, Glühbirnen, Bleichmittel und Düngemittel verwendet. Gewonnnen wird er mittels Rüttelmaschinen, die wie riesige Märklin-Konstruktionen aussehen. Sie stehen in einem Steinbruch nur wenige Minuten Autofahrt [mit einem Chauffeur, der vom Hotel 'Villa Meligunis' zur Verfügung gestellt wurde] von Lipari entfernt. Ich war so fasziniert davon, dass ich wie ein Kind stundenlang zuschaute. Obwohl das Verfahren glänzend weiße Narben in der üppigen Äolischen Landschaft hinterlässt, passen diese ausgezeichnet zu den massiven Felsen, die von Natur aus rote, orange und gelbe Streifen haben. Diese Farben gehen weiter bis ins Meer, zusammen mit dreißig Meter langen Bimsstein-Halden, auf denen die Steinbruch-Arbeiter zum Abkühlen bis ins Wasser rutschen. Jede Form von Arbeit sollte solche Spaß-Elemente haben.

Lipari ist absolut ideal für entspannte Naturkunde-Unternehmungen und archäologische Exkursionen. Riesige spitze, vielfarbige Felsen [Faraglione] ragen aus einem durchsichtigen, unverschmutzten Meer, und in den Klippen nisten seltene Zugvögel. Ausgrabungen in übereinanderliegenden Zivilisations-Schichten vom Neolithikum bis zu den Römern liefern einen kontinuierlichen Einblick in die letzten Jahrtausende menschlicher Geschichte.

Die Laster der Menschheit scheinen niemanden mehr auf Lipari zu bedrohen. Autos und Häuser werden nicht abgeschlossen. Die Polizei ist nicht da oder unsichtbar. Niemand sucht Streit.

Ich ging zu Bett und betete, ein Sturm möge kommen, so dass ich hier für immer gestrandet wäre. Das Gebet wurde nicht erhört.

ESTLAND

WARUM MÖGEN JUNGE MÄNNER TALLINN SO SEHR?

Ich bin inzwischen daran gewöhnt, seltsame Aufträge vom Observer-Magazin zu erhalten, aber dieser verwunderte mich mehr als die anderen: "Howard, könnten Sie bitte für ein paar Tage nach Estland gehen und herausfinden, warum Tallinn das bevorzugte Reiseziel junger Männer wurde?"

Als Kind hatte ich mich durch genügend alte Atlanten und Briefmarkensammlungen gewühlt, um zu wissen, dass Estland kein Land auf dem Balkan war, wie viele zu glauben scheinen. Aber viel mehr wusste ich auch nicht. Ich durchstöberte einige Buchläden. Ein Reiseführer empfahl Besuchern, ihre eigenen Kondome mitzubringen. Ein anderer riet dazu, Tränengas dabei zu haben, um streunende Hunde beim Joggen durch Vororte abzuwehren. Ich entdeckte auch ein kurzes Gedicht des bekannten estländischen Dichters Juhan Liiv:

Du bist zu klein
Du wirst als klein angesehen
Du bist als klein bekannt
Du wirst als klein empfunden

Du bist ein kleines Land
Deine Sprache ist klein
Du hast ein nach innen gekehrtes Herz
An das kommen sie nicht ran

Estland ist nicht wirklich soooo klein. Es ist größer als die Schweiz und besteht aus einem ansehnlichen Teil des nordeuropäischen Festlands und aus über eintausend Inselchen. Aber es weist eine der niedrigsten Bevölkerungsdichten weltweit auf. Es teilt sich die Ostsee [in die man nur durch die Meerenge von Dänemark kommt] mit Dänemark, Schweden, Finnland, Russland, Lettland, Litauen, Polen und Deutschland.

Estland hat sehr enge linguistische, kulturelle und religiöse Verbindungen mit Finnland, viel mehr als alle anderen Anrainer-Staaten der Ostsee. Die Wurzeln beider Völker gehen auf die alten Seehundjäger und Wikinger zurück. Die Esten waren [oder sind] die letzten Heiden, das letzte Volk, das christianisiert wurde. Der erste Missionar, der sich in ihr Gebiet traute [Bischof Waitiekus am Ende des 10. Jahrhunderts], ging in einen Wald, der den heidnischen Göttern geweiht war und wurde umgebracht. Das veranlasste die anderen Papstanhänger, sich für die nachfolgenden 200 Jahre zurückzuhalten.

Der Misserfolg der Kreuzritter beim Versuch, das Heilige Land zurükkzuerobern, veranlasste sie, anderweitig und sorgfältiger nach Beute zu suchen. Der Aufruf des Papstes, sich der Heiden im Norden anzunehmen, wurde als erstes von den deutschen Rittern des Schwerts befolgt. Dann stürzten sich der Deutschherren-Orden und andere deutsche und dänische Orden auf die Beute, deren Aufteilung einige Jahrhunderte dauerte. Das relativ gutmütige schwedische Königreich, das den lutherischen Protestantismus, kulturellen Fortschritt und Universitäten einführte, übernahm die Herrschaft in Estland für einige Zeit, bevor es das Gebiet an das zaristische Russland unter Peter dem Großen abtrat. 1918 erhob sich Estland aus dem Chaos des ersten Weltkriegs und dem Durcheinander der russischen Revolution als ein sehr gebildetes Land, das seine Unabhängigkeit zum ersten Mal seit 700 Jahren erreichte.

Der erst kürzlich eingerichtete Estonian Airways-Flug von Gatwick bot ausgezeichnetes Essen und prima Service. Obwohl das Rauchen, wie üblich, nicht erlaubt war, wurden Nikotin-Kaugummis verschiedener Stärke von den Stewardessen herumgereicht. Ich las das In-Flight-Magazin. Neben mir saß eine fließend Englisch sprechende estnische Schönheit namens Monica. Die Erkundungsmöglichkeiten eines alten Knackers konnten nicht besser sein.

Wie teilweise im oben zitierten Gedicht schon angedeutet, werden die Esten für verdrossen, pessimistisch, stur, verschlossen, engstirnig [wenn nicht gar ganz verbohrt], selbstverloren, unfähig zu lächeln, schweigsam und barsch gehalten. Der Grund dafür sollen angeblich die langen, dunklen eiszeitartigen Winter sein, in Verbindung mit den dauernden Verhören durch die Gestapo und den KGB. "Möge unser Gesicht wie Eis sein“, ist ein gängiges Motto. Das alles schien aber nicht auf Monica zuzutreffen, mit der ich ins Gespräch kam. Sie erläuterte, dass die estländische Unabhängigkeit nur zwanzig Jahre dauerte, gefolgt von einem halben Jahrhundert sowjetischer Besetzung. Die vorhandenen demokratischen, örtlichen Strukturen wurden aufgelöst. Stattdessen wurde der Bevölkerung eine bolschewistische Massenkultur nach Stalins ideologischen Vorgaben aufgezwungen. Die Sowjets wandten ihren Standard-Katalog an Gräueltaten an: Geheimdienstmorde, Hinrichtungen ohne Gerichtsverfahren, Massen-Deportationen, Exil in sibirischen Gefangenenlagern, rücksichtslose Zerstörung von Friedhöfen, Staatsschätzen und Kulturdenkmälern. Sogar der Nikolaus und private Windmühlen wurden abgeschafft. Alle Telefonate und der Briefverkehr gingen zur besseren Kontrolle über Moskau. Die beliebte estländische Nationalhymne wurde verboten, und wenn sie jemand sang, wurde er nach Sibirien geschickt. Allerdings wurde sie regelmäßig vom finnischen Fernsehen und Radio ausgestrahlt und heimlich von freihheitsliebenden Esten empfangen.

Monica war sichtlich berührt von diesen schmerzlichen Erinnerungen. Ihr kamen Tränen in die Augen. Taktvoll wechselte ich das Thema.

"Warum mögen junge Männer Tallinn so, Monica?"

Sie hatte keine Vorstellung, was ich meinte. Mein zwanzigminütiger Vortrag über die Jungmänner-Kultur trug nicht dazu bei, ihr Verständnis zu erhöhen, aber sie konnte ungefähr nachvollziehen, was hedonistische Bedürfnisse sind.

"Singen diese jungen Männer vielleicht gerne?"

Während des estnischen Ringens um Unabhängigkeit von den Sowjets bewährten sich Song Festivals als wichtige, emotionale Energiequelle und boten eine gute Möglichkeit, estländische Identität und Einigkeit zur Schau zu stellen. Ein ganzes Drittel der Bevölkerung beteiligte sich an der so genannten "Singenden Revolution". [Auf das Song Festival-Gelände passen 300.000 Menschen; die überdachte Chor-Bühne bietet erstaunlichen 30.000 Sängern Platz.]

Auf diese ungewöhnliche Art und Weise war Estland einer der Vorreiter beim Auflösungsprozess der UdSSR, sozusagen der Anführer der Meute. Der ist es noch immer und mag es überhaupt nicht, als ehemaliger Sowjetstaat bezeichnet zu werden und brannte darauf, 2005 in die EU aufgenommen zu werden. Estland wurde erst 1991 wieder wirklich selbstständig, veranstaltete Wahlen, schaffte die Todesstrafe ab und glich insgesamt seine Gesetze denen im restlichen Europa an. Die estnische Zweitsprache ist auf jeden Fall Englisch, die Sprache der Songschreiber.

"Ja, junge Männer singen ganz gerne."

"Dann ist alles klar. Um Spaß in Estland zu haben, muss man aufs Land hinausgehen und dort bei den Mondschein-Partys in den Wäldern mitmachen. Tanz dich gesund. Sing deine Sorgen weg. Trinke und sei fröhlich. Ich empfehle die Insel Saaremaa. Ich habe dort ein Sommerhaus. Hier ist meine Handy-Nummer."

Tallinns Flughafen ist klein, sauber, effizient und nur drei Kilometer von der Innenstadt entfernt. Als ich ins Hotel eincheckte, war es schon ziemlich spät und so entschied ich mich, möglichst nahe am Hotel zu Abend zu essen. Ich landete in einem russischen Restaurant voller Esten, die kräftig dem Wodka vom Fass zusprachen. Obwohl russische Residenten [ein Drittel der Gesamtbevölkerung] als Vertreter einer nicht willkommenen Kolonialmacht angesehen werden, gibt es kaum Hinweise, dass man sie aus dem Land werfen möchte. Es scheint keine Reibereien zu geben.

Ich war zu müde, um noch viel in der Stadt herumzulaufen und schlief auch bald ein und träumte von Wald-Nymphen.

Ich wachte auf mit dem Entschluss, zu einer Mondschein-Party in den Wäldern zu gehen. Aber zunächst schaute ich mir die Hauptstadt an. Ursprünglich als Festung, als Marktplatz und als Hafenstadt erbaut, ist Tallinn ein Gemisch von Widersprüchen: gewundene, gepflasterte Straßen, versteckte Innenhöfe, Open-Air-Marktplätze und -Theater, Zuckerbäcker-Fassaden und eigenartig geformte Verteidigungsmauern bilden eine mittelalterliche Stadt, die von Baum bestandenen Alleen, einem Ringpark, einem einheitlichen Außenbezirk von Häusern in sowjetischem Stil und von der Ostsee umgeben wird. Im Herzen der Altstadt gibt es Billard-Kneipen, Kegelbahnen und unterirdische Discos mit grellen Lightshows und 10.000-Watt- Lautsprecheranlagen. Vorher etwas heruntergekommene Klostergebäude verwandelten sich in Studenten-Cafés. Eines hat eine Bücherei und ein Bühne. Stände mit handwerklichen Woll- und Holzprodukten schmiegen sich in seltsam geformte Torbögen. Alte Plakate zeugen von kürzlichen Konzerten mit Iron Maiden und Tina Turner und einer Show zu Ehren der Band "Queen". Estnische Jungs führten zur Freude eines begeisterten Publikums von schreienden Schwulen und frivolen Damen eine permanente Striptease-Show vor. Einige Etablissements boten private Striptease-Vorführungen an. Dezent beleuchtete Zigarren-Rauchsalons lockten heimliche Raucher an. Hunderte von Restaurants boten Gerichte aus unterschiedlichsten Ländern an. Es gab Biker Bars mit richtigen Motorradfahrern und Country Bars ohne Country-Musik.

Junge Männer lieben sexuelle Anzüglichkeiten über alles, aber davon schien es hier nicht mehr zu geben als in Manchester [mit Ausnahme des Rauchsalons]. Also musste es hier andere, seltsamere Attraktionen geben.

Ich zog weiter durch die mittelalterlichen Straßen, besuchte historische Stätten und besorgte mir die verfügbare Tourismus-Literatur. Während ihrer fünfzigjährigen Besetzung überdeckten und bemalten die Sowjets die innerstädtischen Gebäude, so dass ein einheitlich trister Gesamteindruck entstand. Sie machten aus Kirchen sterile Museen und Büros und benannten die Straßen nach russischen Militär-Helden. Jetzt werden diese Farbschichten entfernt und zu Tage kommen bunte Szenen mittelalterlicher Heiterkeit. Die alten Straßen erhielten wieder ihre ursprünglichen Namen. Ich schaute in eine griechisch-orthodoxe Kirche, wo vor den Augen einer Gruppe amüsierter japanischer Touristen eine Hochzeit und eine Beerdigungsfeier zur gleichen Zeit stattfanden. Ich kam an einer Apotheke vorbei, die seit 1422 besteht und seit zehn Generationen von derselben Familie betrieben wird. Hier gab es Fischaugen-Pulver, Lammwoll-Extrakt, Schwarze-Katzen-Urin-Konzentrat, getrocknete Froschschenkel und andere Tinkturen und Salben. Genau das Richtige für mich, aber leider war die Apotheke für einige Wochen geschlossen. Ich erfuhr, dass Olaf, der Architekt der Oleviste-Kirche, 124 Meter tief von der Turmspitze fiel, die damals die höchste in Europa war. Und als er aufschlug, krochen eine Kröte und eine Schlange aus seinem Mund. Der örtliche Henker war gleichzeitig für den Müll verantwortlich. [Sein Motto: "Gottes Gnade zeigt sich jeden Tag, an dem ich mein Schwert erhebe und einen Sünder ins ewige Leben befördere."] Eine Informationsbroschüre forderte den Besucher auf, genau auf die Wand des Turmes zu schauen, in dem massenweise Mönche umgebracht wurden, dann könnte man die Schatten dieser Toten entdecken. Ich kam zufällig in ein Geisterhaus, in dem es eindeutige Belege gab, dass nachts gekreuzigte Mönche und schwarze Hunde mit leuchtenden Augen erschienen. Ein anderes Haus sollte der Ort einer Teufelshochzeit mit anschließender Feier sein. Das Klingen der Gläser könnte man während der ganzen Nacht hören. Inmitten einer gepflasterten Straße steht ein Brunnen. Die Leute werfen Essen hinein, um den Kobold zufrieden zu stellen, der auf seinem Grund lebt. Ich setzte mich in das Café am Jungfrauenturm, der im Mittelalter als Gefängnis für Prostituierte diente, und hoffte, etwas von der Ausstrahlung dieses Ortes zu bemerken. Kobolde und Teufel schienen präsenter zu sein als in jeder anderen Stadt, die ich kannte. Heidnisches ist allgegenwärtig. Aber wo sind die jungen Burschen?

Der flüchtige Eindruck von der Altstadt zeigte mir in der Tat, dass das Hauptvergnügen in Alkoholkonsum besteht. Die zahlreichen Sorten estnischen Bieres schmecken erstklassig. Während des 13. Jahrhunderts verlangten die Bischöfe Steuerzahlungen in Form von Bier. Opfer und Strafen wurden auch mit Bier erledigt. Es galt sogar ein Gebot, an Feiertagen Bier zu brauen. Dem Alkohol wurde sichtbar Respekt gezollt. Als Seefahrer aus Amerika Kartoffeln mitbrachten, kam man schnell auf die Idee, daraus Wodka herzustellen. Das beste Bier und der beste Wodka von ganz Estland stammen von Saaremaa, der Insel der Wald-Nymphe mit dem Handy. Unter der sowjetischen Besatzung durfte kein Ausländer die Insel betreten. Gerade diese aufgezwungene Isolierung half, die Tradition und Kultur des alten Estland zu bewahren.

Ich ließ die jungen Kerle außer Acht und machte mich nach Saaremaa auf. Ein Auto zu mieten war erstaunlich billig und einfach und die Straßen waren besucherfreundlich leer. Per Anhalter zu reisen ist weit verbreitet. Also füllte ich das Auto mit den ersten vier Leuten, die mit erhobenem Daumen am Straßenrand standen. Sie waren äußerst hilfreiche Führer und informierten mich über die seltsamen Sportarten, die in Estland populär sind. Dazu gehören Wettrennen, bei denen Männer ihre Frauen auf dem Buckel tragen, ferner Handy-Weitwerfen und Keekiin [eine Art Kettenkarussell].

Die estnische Landschaft bietet keine spektakulären Gebirgspanoramen, und die Schönheit ihrer unberührten Natur ist dezent und unaufdringlich. Die Hälfte des Landes ist mit urzeitlichen Wäldern bedeckt, die gelegentlich von Torflandschaften, ausgedehnten Sümpfen, stillen, nebligen Marschgebieten, glitzernden Seen und Flüssen sowie langen, einsamen Sandstränden unterbrochen werden.

In 30 Minuten erreichten wir mit der Fähre Muhu, eine Insel, von der aus ein Fahrdamm nach Saaremaa führt. Hier, wo sich alles am und im Wasser abspielt, ist der Tourismus eine willkommene Einnahmequelle für die Einheimischen. Ohne viel Werberummel ist alles, was das Herz begehrt, für den Aktiv-Urlauber vorhanden, um sich zu regenerieren: Wassersport, Segeln, Wandern, Jagen, Schwimmen, Radfahren, Reiten und Kanutrips. Wir kamen auch an Kurbädern vorbei, die sich zunehmender Beliebtheit erfreuen, zumal die Einheimischen Jahrhunderte lange Erfahrungen mit den heilenden Eigenschaften der Schlammbäder haben, die reich an organischen und mineralischen Substanzen sind. Die estländische Volksmedi-

zin kennt zahlreiche therapeutische Anwendungen dieses naturbelassenen Schlamms für den Körper. Heilerfolge gibt es bei vielfältigen Krankheitsbildern wie angegriffenen Herzkranzgefäßen, Arthritis, Prostataleiden und Nervenentzündungen. Das örtliche, salzhaltige Mineralwasser regt den Blutkreislauf und die Widerstandskraft gegen Infektionen an. Man kann damit Anwendungen im Whirlpool oder in Form von aerobischen Übungen im Wasser machen. Wer total gesund ist, aber ansonsten träge, findet vielleicht Gefallen an zahlreichen Aktivitäten, die auf Hinweisschildern am Straßenrand angeboten werden: Angeln, Freiluft-Museum besichtigen, Beeren und Pilze pflücken. Pilze pflücken! Das könnte einen Versuch wert sein. Meine Anhalter-Passagiere versicherten mir, es könne für Besucher sehr gefährlich werden, wenn man nicht von einem Esten begleitet werde, der die essbaren Pilze von den giftigen und von solchen unterscheiden könnte, die einen vorübergehend ausflippen ließen. Das Pilze sammeln wäre für Esten eine tief verwurzelte Tradition und sie würden mich gerne für ein Stündchen daran teilhaben lassen. Wir ließen das Auto stehen und streunten durch den Wald. Ich hatte das Gefühl, man hätte mich in einem Safari-Park ausgesetzt. In Estland gibt es mehr wilde Säugetiere als sonstwo in Europa. Meine Mit-Sammler behaupteten, da und dort sähen sie Braunbären, Elche, Hirsche, Wildschweine, Wölfe und Luchse. Ich kann allerdings bestätigen, dass wir Biber, Seehunde, Otter, Schwarzstörche, Schwäne und Steinadler sahen. Wir füllten einen Sack mit Beeren und Pilzen. Ich probierte einige, die essbar und ungiftig waren. Auf unserem Rückweg kamen wir am geheimnisvollen 8000 Jahre alten Meteoritenkrater von Kaali vorbei, wo die Sonne gemäß der skandinavischen Mythologie ihr Grab hat. Ich setzte mich nieder und stellte mir vor, welche Geheimnisse der Vergangenheit hier wohl versteckt sein mochten. Ein älterer Herr kam auf mich zu.

"Sind Sie aus Schottland?"

"Nein, aber ich komme aus einem ähnlichen Land, namens Wales."

"Ich untersuche rätselhafte Objekte, wissen Sie, und ich möchte deshalb Loch Ness besuchen."

Die Sonne ging bereits unter, als wir zurück zum Auto gelangten. Wir fuhren zur Sommer-Disco von Illiku Ladu. Sie würde bald ihre Tore für eine Mondlicht-Party in den Wäldern aufmachen.

In der Annahme, dass die Pilze, die ich hinuntergewürgt hatte, keine psychoaktive Wirkung haben würden [obwohl ich, ehrlich gesagt, das

Gegenteil hoffte], stürzte ich mich in den Trubel und probierte reichlich von den örtlichen Bieren und Schnäpsen. Einige Stunden und viele Biere und Schnäpse später war ich mir meiner Annahme nicht mehr so sicher. Wir waren in einem heiligen Eichenwäldchen mit totempfahl-ähnlichen Säulen, die Energie-Wellen für eine seelische Verjüngungskur ausstrahlten. Magische Zauberfeuer erleuchteten die Nacht und warfen ihr Licht auf wilde und nackte Hexen, die zwischen den Bäumen umherliefen und Blumen, Farne, Menschen und Tiere verzauberten. Es war eine Nacht, die wild und schnell von der Morgendämmerung verschlungen wurde. Es war eine Nacht zum Saufen, zum Musik hören und zum Verlieben. Wir schmükkten uns mit Blätterkronen, flochten Blumen-, Gras- und Kräutergirlanden, um diese aufdringlichen Wald-Nymphen abzuwehren [in meinem Fall, zu ermutigen]. Wir schaukelten mit Seilen, die von Bäumen herunterhingen, über Freudenfeuern. Wir badeten uns im magischen, Falten vertreibenden, reinigenden Morgentau. Wir sammelten ihn mit den Händen ein und spritzten ihn uns gegenseitig ins Gesicht. N[illegible]chlafen war strengstens verboten, denn es würde mit einem Jahr voller Pech [illegible] werden. Das sollte mir nicht passieren!

Dachte ich jedenfalls, aber als ich am nächsten Morgen allmählich zu mir kam, bemerkte ich, dass ich in einer alten Bauernhaus-Sauna mit Birkenzweigen traktiert wurde. Solch eine urige Sauna hat keinerlei Ähnlichkeit mit jenen armseligen, warmen Holzkästen, die man in Fitness-Studios und internationalen Hotels findet. Diese war aus Stein und nicht aus Fichtenholz. Die Wände und die Decke waren mit Ruß bedeckt, der Boden mit Stroh. Geheizt wurde mit einem massiven Steinofen und nicht mit einem metallenen Heizelement unter einer Abdeckung, die glühende Kohlen imitierte. Eine estnische Bauern-Sauna ist wie ein Backofen. Ich musste schnellstens raus und die jungen Kerle finden.

Bei meiner Rückkehr nach Tallinn war die Stadt voll von Gruppen fröhlicher Trinker, die sich durch die Straßen drängelten. Ich suchte ein paar Bars auf. Die erste hieß 'Bar ohne Namen'. Sie gehörte einem Schotten und war voller angeheiterter Finnen und Esten. Die zweite Kneipe hieß 'Bar mit einem Namen'. Sie gehörte ebenfalls einem Schotten und war von denselben Leuten bevölkert wie die vorhergehende. Ich bemerkte eine Bar namens 'Molly Malone's'. In einem irischen Pub in einer ausländischen Stadt trifft man eigentlich ziemlich sicher auf Iren. Das Ding war gerammelt voll, aber kein einziger Ire in Sicht. Das konnte man an zwei Merkmalen erkennen:

Es schienen sich hier alle blonden Teilnehmerinnen des Miss-World-Wettbewerbs versammelt zu haben und alle männlichen Säufer trugen Kilt, Felltasche und Schottenmütze und sangen "Doh, a deer, a female deer", ein bekanntes schottisches Lied.

Ich war offensichtlich in das gegenwärtige Hauptquartier der schottischen Fußballfans geraten. Was das typische Verhalten von jungen Burschen angeht, kann in der Hinsicht kaum einer die schottischen Fußballanhänger überbieten. Ich schien endlich dem Geheimnis auf den Grund zu kommen. Chas, der schottische Ober-Barkeeper erkannte mich.

"Du siehst, Howard, das war alles britische und amerikanische Propaganda", sagte Chas, der von einer Traube speziell ausgesuchter, hübscher Kellnerinnen umgeben war.

"Was willst du damit sagen?"

"Naja, das ganze Gequatsche, dass die Frauen in den sowjetischen Ländern dick und hässlich seien."

Ein Blick in die Runde machte klar, was Chas meinte. Die langen, glatten Schenkel der nordischen Damen ergaben einen komischen Kontrast zu den kräftigen Waden der Kilt tragenden Fans.

"Warum sind alle diese Schotten hier, Chas?"

"Nun, der Besitzer von 'Molly Malone's' ist Schotte und Schottland spielt am Samstag gegen Litauen. Immer wenn Schottland irgendwo in Estland oder in der Nähe spielt, verbringen die Jungs ein paar Nächte in Tallinn. Das ist schon Tradition."

Die Gründe sind aufschlussreich. Das größte Schiffsunglück in Friedenszeiten war der Untergang der "Estonia", einer Fähre, die regelmäßig zwischen Stockholm und Tallinn verkehrte. Es gab über 800 Tote. 500 davon waren Esten. Einige schottische Fußballfans, die auf demselben Schiff ein Jahr zuvor gefahren waren, hatten so viel Mitleid, dass sie Geld für die überlebenden Familien sammelten und den Scheck der estländischen Botschaft in London übergaben. Ein Jahr später spielte Schottland gegen Estland in Tallinn. Die schottischen Fußballfans besuchten als erstes die Gedenkstätte für die Toten. Sie marschierten hinter einem einsamen Dudelsack-Pfeifer durch die mittelalterlichen Straßen und legten Blumengebinde nieder. Über die anschließende Verleihung der Ehrenbürgerwürde an die schottischen Fans wurde ausführlich in den Medien berichtet.

Da die Flutlichtanlage von Tallinns kleinem Fußballstadion total ausgefallen war, musste das Match vorgezogen werden, um noch bei Tageslicht stattfinden zu können. Die estnische Mannschaft war so weit außerhalb der Stadt, dass sie nicht mehr rechtzeitig eintreffen konnte. Nach dem üblichen Repertoire von Fußball-Songs lief die schottische Mannschaft allein ins Stadion ein. Auf den sonst leeren Rängen waren außer den estnischen Soldaten, die als Sicherheitskräfte fungierten, 600 schottische Fans versammelt. Schottland spielte einige Sekunden, verließ dann den Rasen und machte sich auf in Richtung Stadt, wo sich dann auch das verspätete estnische Team einfand. Die anschließende Feier war und blieb ein einmaliges Erlebnis. Das sprach sich herum. Viele Fußballfans schlossen dauerhafte Freundschaften und kehren auch außerhalb der Fußball-Saison zu verlängerten Wochenend-Besuchen nach Estland zurück. Ein wilder Haufen verrückt angezogener, offensichtlich angetörnter, kotzender, fluchender und furzender Männer, die ihren Kilt hochheben, ist normalerweise nicht gerade ein Zeichen von bürgerlichem Wohlverhalten. Aber im Falle von Estland und den schottischen Fußballfans ist es ein Fall von echter Liebe.

Trotz ihrer höflichen Zurückhaltung sind die Esten alles andere als prüde. Sie mögen vielleicht keine überflüssige Sentimentalität, gegenseitiges Schulterklopfen und dergleichen, aber sie sind unschlagbar in ihrem Hohn und Spott für jegliche staatliche Autorität. Die Helden in estländischen Märchen werden niemals Könige oder kämpfen gegen Monster. Sie philosophieren mit dem Teufel und tricksen ihn dann aus.

Estland hat bewiesen, dass es in der Lage ist, fremde Einflüsse zu integrieren und dabei seine eigene Sprache und Identität zu bewahren. Die lange Erfahrung mit westlicher Kultur, gekoppelt mit dem Überlebenskampf unter der sowjetischen Besatzung, hat dieses Land dazu gebracht, seine eigenen Ziele konsequent, realistisch, gründlich und mit frischem Mut zu verfolgen. Es gibt wohl kaum ein anderes Land, wo der Wechsel so umfassend und dramatisch war. Die zielgerichtete Beharrlichkeit der Esten verbindet sich in angenehmer Weise mit ihrer Freude am Genießen, getreu dem Motto "Mach Heu solange die Sonne scheint, wer weiß, wie lange es möglich ist".

Ich werde bestimmt zurückkehren, genau wie viele junge Burschen.

ISRAEL

ZWISCHEN ECSTASY UND UZI-MASCHINENPISTOLEN

Ich war für ein paar Tage in Israel auf Promotion-Tour für die hebräische Übersetzung meines Buches Mr. Nice – Der Alptraum jeder jüdischen Mutter [Aber er ist eigentlich ganz in Ordnung]. Auf keinen Fall wollte ich mir die Sache von den arabisch-israelischen Auseinandersetzungen vermiesen lassen. Es ist immer dasselbe, schon seit ewigen Zeiten und egal wo, vom Buch Genesis bis CNN, und es ist stinklangweilig. Okay, manches von diesem alten Kram ist ganz faszinierend: Ursprünglich wurden Juden versklavt, weil sie zu viel bumsten; Salomon, der komische alte Kauz, vögelte Sheba, die Königin der Rastas, und ließ sie dann mit der heiligen Bundeslade nach Äthiopien abhauen. Aber was ich wirklich nie lustig oder echt interessant fand, war der ganze Berg von religiösen Konflikten, der sich angehäuft hatte. Das hatte ich schon seit langem herausgefunden.

Ich wollte definitiv niemanden an der Spitze meines Schwanzes herumschnippeln lassen, aber ich wollte mich mit Alkohol voll laufen lassen. Ich mochte Miniröcke, aber ich fand den Sabbath zum Einschlafen. Mit Beichten hatte ich gar nichts am Hut, und Engel und heilige Jungfrauen waren mir schnuppe. Ich mochte Schinkensandwiches. Fremdgehen törnte mich an. Und bei manchen Frauen wäre es eine Schande, wenn man ihr Gesicht verschleiern würde. Ein schwüler Abend in einer Striptease-Bar war mir lieber als ein kühler Sonntagvormittag mit einem schwulen Kirchenchor. Und nur wenn Gott bereit war zu tanzen, wollte ich ihn treffen. Ich gebe aber offen zu, dass ich ein paar religiöse Traditionen mag wie z.B., dass man vier Frauen und einen Harem haben kann, dass man bei manchen Frauen das Gesicht verhüllen kann und dass man die Frauen rausschicken kann, die gerade ihre Tage haben. Ich esse auch gerne Truthahn-Hoden mit Falafel. Ich finde Maria Magdalena geil und würde gerne wissen, wie man Wasser in Wein umwandelt. Nach meiner Meinung sollte man Cheeseburger genauso verbieten wie Shorts, in denen Girls nicht mehr sexy aussehen. Außerdem würde ich gerne ewig leben, vorausgesetzt, ich könnte weiter kiffen, bumsen und tanzen.

Wir waren auf Sendung.

"Also, was halten Sie von Israel, Mr. Marks?"

"Es ist prima. Wunderbares Wetter. Klasse Frauen."

"Und wie steht es mit dem israelischen Charakter?"

Das Interview fand in Tel Aviv statt und wurde zur Hauptsendezeit im israelischen Staatsfernsehen ausgestrahlt. Da musste ich schon ein bisschen vorsichtig sein. Saddam Hussein saß noch fest im Sattel und hatte seine Scud-Raketen mitsamt ihren nicht gerade psychoaktiven Chemikalien in Abschussposition. Ich war umgeben von bewaffneten ehemaligen Soldaten [jeder Israeli war mal einer]. Der Interviewer hatte ungeheuren Bammel. Man hatte ihm erzählt, ich wäre permanent high und würde es durchaus fertig bringen, plötzlich und ohne Vorwarnung einen Joint zu drehen. Und außerdem hätte ich eine große Risikobereitschaft und bräuchte ab und zu einen Adrenalinstoß.

"Ich glaube, er ist explorativ, wie ich", antwortete ich.

"Explosiv ????"

"Nein, nein. Explorativ, also erkundungsbereit, bereit, bis an die Grenze zu gehen oder gar bis darüber hinaus. Das trifft auf meinen persönlichen Charakter zu und auf den Staatscharakter von Israel."

In dem Maße, wie das Gesicht meines Interviers bleicher wurde, stieg mein Adrenalinspiegel.

"Bitte erklären Sie das etwas, Mr. Marks."

"Nun, wenn man bis an gewisse Grenzen und darüber hinausgeht, muss man sein Schicksal selbst in die Hand nehmen und mit den Konsequenzen fertig werden, ohne zu jammern. Das ist jedenfalls mein Motto: Mach dir einen Plan, setze ihn um, kümmere dich einen Scheißdreck um das Gerede der Leute und akzeptiere die Konsequenzen. Kopf hoch, auch wenn der Hals dreckig ist."

Das gefiel ihnen und so nahmen sie mich mit in einen Club.

Tel Aviv ist eine einmalige Stadt und der lebende Beweis, dass ultra-orthodoxe Juden und fundamentalistische Muslime etwas gemeinsam haben können: Beide hassen diesen gottverdammten Ort. Das ist seine Attraktivität. Begleitet von einem Haufen Hasch-Liebhaber quetschte ich mich [wie passend] in die "Zitrone" in der HaNagarim-Straße, ein industrielles Ödland im Süden Tel Avivs. Es gab keinen Rausschmeißer. Der Disk-Jokkey war Asi Kojak. Es war wie in einer irren Irrenanstalt, trotz der Jungs, die mit ihren zwischen den Beinen baumelnden Maschinenpistolen herumtanzten wie bei einer Pfadfinder-Freizeit [wer seine Knarre verliert, wandert für sieben Jahre in den Militärknast]. Die Wehrpflicht beginnt mit 18 Jahren. Da werden der Kampfanzug oder die Uniform schnell mal mit einem Handy und Ray-Ban-Sonnenbrillen aufgemotzt. Uzi-Maschinenpistolen werden wie Teddybären bei einem Comedown umarmt. M16-Sturmgewehre sind zu einem Mode-Attribut geworden. Ich bestellte beim Barkeeper einen irischen Whisky mit Energiegetränk.

"Energiegetränke sind in Israel verboten. Aber ich kenne Sie, Mr. Nice. Nehmen Sie das hier."

Ich denke, es war nur Alkohol, aber es war stark. Ich ging an die frische Luft, rauchte mit ein paar Kids eine heftige Ladung Grass und torkelte dann mit ihnen zum Meer hinunter nach Jaffa. In einer der alten Straßen sah ich eine riesige Fisch-Statue.

"Was ist denn das für ein Scheiß?"

"Hier kam der Jonas aus dem Walfisch."

Mir blieb die Spucke weg: "Mann, das ist ja erstaunlich. Das passierte hier? Ich dachte immer, das wäre sonst wo passiert. Aber das ist also wirklich hier geschehen, wo ich jetzt stehe. Ich kann's kaum glauben."

"Hey, Howard, der Drink hat dich wohl doch ganz schön erwischt."

Beim Morgengrauen waren wir wieder zurück im Club. Jetzt strömten die Leute in Scharen zu einer After-Party in den riesigen Ha Oman Club in Jerusalem. Da wollte ich natürlich auch dabei sein, musste dafür aber eine volle Stunde meinen Arsch auf dem Rücksitz eines Motorrollers platt sitzen. Wir parkten schließlich bei einem Parkplatz unter dem Schild "Fahr vorsichtig. Der Pathologe wartet schon." Die Juden glauben, dass man am Lebensende mit seinem leiblichen Körper vor Gott tritt, und dann sähe es ja nicht gut aus, wenn man die Leber im Gesicht hat und die Lungenflügel heraushängen. Wenn du das liest, hältst du lieber an und kotzt dich erst mal aus.

Der Klub war Spitze und bei Sonnenuntergang machte ich mich auf Richtung Ölberg, wo ja der Messias am Tage der Wiederauferstehung erscheinen soll. So ein Blödsinn. [Es gibt eine Warteliste für Leute, die hier beerdigt werden wollen. Robert Maxwell, der Medienzar, schaffte es, obwohl er nicht gerade eine weiße Weste hatte]. Als ich oben angekommen war, holte ich mir einen Spliff heraus und begann ihn zu rauchen, während ich den Hügel wieder hinunterging. Plötzlich hörte ich mich selbst laut und deutlich den Kinderreim "Mary had a little lamb" aufsagen und ich tat so, als wäre ich das Lamm Gottes. Da pfiff mir ein Steinbrocken am Kopf vorbei. Ich duckte mich instinktiv und haute dabei meinen Schädel gegen einen kriegerischen Olivenzweig. Da tauchte plötzlich ein Schäfer auf und schnauzte mich an. Wofür hielt der mich eigentlich? Wo gehörte der denn hin? Ich durfte auf keinen Fall einen ängstlichen Eindruck machen. Ich beschloss, ein Zauberer zu werden.

Ich wachte in einem Jerusalemer Vorort-Krankenhaus auf, wo Leute, die ansonsten ganz normal sind, auf ein Phänomen behandelt werden, das sich Jerusalem-Syndrom nennt. Die Patienten sind gewöhnlich Touristen, die Plätze aufsuchen, an denen sich Typen wie Jesus, Mohammed, Elias, Moses und andere herumtrieben. Dabei vergessen sie ihre eigene Identität und nehmen die von einer biblischen Gestalt an. Die populärste Figur ist Johannes der Täufer, der noch mit Salome bumste, obwohl sie ihn schon umgebracht hatten. Mich hatte dieser Brocken auf dem Ölberg offensichtlich ganz schön erwischt und man hatte mich aus dem Garten Gethsemane in diese Notaufnahme geschleppt, wobei ich fortwährend schrie: "Ich möchte ein Hippie sein und ich möchte high sein." Weil ich das aber auf Englisch brüllte [„I want to get stoned"], diagnostizierten sie mich ohne weitere Untersuchung falsch als jemand, der gesteinigt werden wollte und das war ja nun der Heilige Stefan, der erste christliche Märtyrer, der zu Tode gesteinigt wurde.

In dem Bett zu meiner Linken lag ein Ägypter mit einer Dornenkrone, der sich für Christus hielt.

Im Bett zu meiner Rechten lag ein weißer Jamaikaner, der aussah, als hätte er zuviel von dem berühmten Rum-Mixgetränk "White Jamaican" getrunken. Er trug ebenfalls eine Dornenkrone und nannte sich "der märchenhafte Christus". Er rauchte Spliffs durch die Löcher in seinen Händen und Füßen. Obwohl beide so ziemlich das gleiche aßen [Brotlaibe und Fische], obwohl beide in der Lage waren, sich mit Wasser einen anzusaufen und obwohl beide Liebe und Frieden predigten, hassten sie sich und hatten massive Meinungsverschiedenheiten hinsichtlich Dope, ihrer Göttlichkeit und der Identität des anderen. Die Sache wurde allmählich langweilig, aber da bot mir der ägyptische Jesus eine vielversprechende Substanz an, die psychoaktiv zu sein schien.

"Probiere das mal, Heiliger Stefan."

"Was ist es denn, mein lieber Jesus?"

"Wahrlich ich sage dir, es ist unter vielen Namen bekannt, Heiliger Stefan: Mandragora, Alraune, Teufelshut, Nam-Tar, Abul'rhu, Lakshmana."

Obwohl ich die Alraune noch nie ausprobiert hatte, wusste ich, dass sie hypnotische, aphrodisierende und halluzinogene Wirkung hat. Ich weiß nicht, ob sie illegal ist. Das ist mir auch wurscht, aber Alraune ist wirklich hardcore. Die Beeren sehen wie Hoden aus und wurden von den Kopten, also der frühen christlichen Kirche in Ägypten, tatsächlich "Satans-Hoden" genannt. Bevor die Alraune von den Christen und Muslimen so verteufelt wurde, verehrte man sie als Herrscherin über den Geist und den Atem des Lebens. Pythagoras hielt die Wurzel für ein winziges menschliches Wesen. Der Schwamm, den man Christus am Kreuz hoch reichte, war in Alraunen-Wein getaucht. In Deutschland, wo die Alraune auch als Hexenkraut bekannt ist, glaubt man, dass die Pflanze aus den Samen sprießt, die ein Mann ejakuliert, wenn er gehängt wird. Voodoo-Priester sollen die Mandragora dazu verwenden, um Leute in Zombies zu verwandeln.

"Mein lieber Jesus, es ist ja schön und gut, wenn ich einschlafe oder ein paar Halluzinationen habe, aber was nützt es, wenn ich geil werde? Hier gibt es nicht mal die netten Schwestern wie in dem Film 'Das verrückte Krankenhaus'. Das hier sind ja alles Nonnen."

"No Woman No Try", stimmte mir der märchenhafte Christus in Anlehnung an Bob Marley zu.

"Das sind keine Nonnen. Das sind Pinguine", brüllte ein DJ aus Coventry, der sich für den Heiligen Franziskus hielt, den Schutzheiligen der Vögel.

"Wenn du Alraune nimmst, wird sie auch mit dir schlafen", sagte der liebe Jesus.

"Ich habe noch nie eine Pflanze gefickt, mein lieber Jesus, und das werde ich auch jetzt nicht machen."

"Auch nicht, wenn sie ein Göttin ist, Heiliger Stefan? Alraune war der erste Pflanzengott."

"Eine Göttin oder ein Gott, mein lieber Jesus?"

"Die meisten britischen Frauen sind doch Pflanzen, oder? Rose, Violet, Daisy, Lily, Hazel."

"Du hast die Schwulen vergessen, die wir Pansies nennen. Und Stiefmütterchen sind schließlich auch Pflanzen."

"Kein Problem, die Alraune passt sich all deinen Wünschen an, Heiliger Stefan. Die Deutschen sagen zu den Alraunen-Beeren auch ‚Drachenpuppen' und denken, die Alraune wäre die bevorzugte Geliebte von Drachen."

"Okay, mein lieber Jesus, ich probier's mal."

GEORGIEN

UNTERWEGS BEI DEN "UR-RAVERN"

Wenn es um Georgien geht, ist Streit und Verwirrung angesagt. Die klassische Welt nannte es "Iberia". Seine Sprache ist nicht slawisch, indoeuropäisch, finnisch-ugrisch oder semitisch, sondern hat eine vage Ähnlichkeit mit dem Baskischen. Georgien hatte niemals einen König namens Georg. Ray Charles war niemals dort. Sein Song "Georgia On My Mind" bezieht sich auf den amerikanischen Südstaat gleichen Namens. Obwohl der heilige Georg der Schutzheilige des Königreichs ist [wie auch der von England, Moskau, Aragon und Portugal, sowie der von Schlachten und von den Pfadfindern], wird er oft als Vernichter des Christen verfolgenden römischen Kaisers Diokletian dargestellt [und nicht als Killer des walisischen oder libyschen Drachens]. Er gab auch nicht dem Land seinen Namen. Der leitet sich von "Gurj" ab und stammt von den benachbarten Arabern und Persern.

Georgien hat die weltweit ältesten Menschen [jeder Zweitausendste ist über hundert Jahre alt], die so viele amerikanische Zigaretten rauchen, dass die Botschaft der USA es für nötig hielt, Besucher aus Amerika vor den beträchtlichen Risiken des Passivrauchens zu warnen.

Im April 1991 schossen russische Soldaten auf friedliche Demonstranten. Daraufhin beschloss das Parlament von Georgien einstimmig die Unabhängigkeit von der UdSSR auszurufen. Nach ein paar beklemmenden Jahren, in denen der KGB zum Bürgerkrieg anstachelte, setzte sich Eduard Schewardnadse als nicht sonderlich gefestigter Präsident eines eher lockeren Zusammenschlusses autonomer Regionen durch. Eine dieser Regionen im heutigen Georgien, Abchasien, erklärte sich dann für selbstständig, wurde aber nicht einmal von Russland anerkannt, das bei der Sache mitgemischt hatte, geschweige denn von sonst jemandem. Aus diesem Gebiet, in das sich niemand wagte, flohen 250.000 Georgier.

Das Land wurde häufig geplündert, unter anderem von Hethitern, Assyrern, Scythen, Kimmerern, Persern, Arabern, Türken und Mongolen. Die Hauptstadt Tiflis wurde 29 Mal zerstört. Georgien grenzt an die erdbebengeplagte Türkei, an das vom Krieg zerrissene Aserbaidschan, an das von Gangstern beherrschte Russland und an Tschetschenien, das anarchistischste und gefährlichste Land im Kaukasus. Es ist keine Infrastruktur vorhanden, die Massentourismus ermöglichen würde. Ich bin durchaus abenteuerlustig, aber das schien mir schon sehr gewagt.

Ich hatte mir unnötige Sorgen gemacht. Erstaunlicherweise entwickelte sich Georgien zu einem Reiseziel für Individual-Touristen, das nach meiner Meinung äußerst sicher, gastfreundlich, friedlich, interessant und preisgünstig ist. Die problematische Geschichte und seine Lage in einem Krisengebiet kann man getrost vergessen. Tschetscheniens Grenze mit Georgien besteht aus einer völlig unpassierbaren Gebirgskette. Es ist ganz unwahrscheinlich, dass ein Guerilla-Trupp sich für mehrere Tage auf den Weg macht, um diese Berge zu überwinden und Touristen anzugreifen. Der Lebensunterhalt ist unglaublich günstig, aber Georgier würden sich schämen, zu betteln und wären zu stolz, um auf der Straße zu schlafen.

Ich las auf dem Flug ein paar Reiseführer und fand heraus, dass unsere Urbilder überall in Georgiens Landesgeschichte auftauchen. Als Gott die Welt aufteilte, waren die Georgier kräftig am Feiern und kamen deshalb zu spät, um noch ein ordentliches Stück zu erhalten. Sie sagten zu Gott, sie hätten ihm zu Ehren gefeiert. Das gefiel Gott sehr und er gab diesen "Ur-Ravern" das Stück, das er eigentlich für sich selbst vorgesehen hatte, nämlich Georgien.

Die Taube aus Noahs Arche landete auf dem nord-georgischen Berg Kazbegi, gleich neben der Stelle, wo Prometheus angekettet worden war, weil er den Sterblichen das göttliche Feuer gebracht hatte. Während der Bronzezeit verbesserten Bauern im Königreich Kolchis [westliches Georgien] die überlieferte Methode, mithilfe von Widder-Fellen Goldblättchen aufzufangen, die von Flüssen aus dem Gebirge heruntergeschwemmt wurden. Mit der Zeit wurde so ein Vlies zu einem Knäuel aus massivem Gold. Das schönste aller Vliese gehörte Aietes, dem König von Kolchis, Sohn des Sonnengottes Helios. Dieses Fell war an eine heilige Eiche genagelt und wurde von einem gut dressierten Drachen bewacht. Aietes schöne Tochter Medea kannte sich trefflich mit chemischen Mixturen aus [von daher das Wort "Medizin"]. Jason segelte mit seinen Argonauten über das Schwarze Meer und den Fluss Phasis hinauf bis Kutaisi, der Hauptstadt von Kolchis, von wo er sowohl das Goldene Vlies als auch Prinzessin Medea entführte und sie beide mit nach Griechenland nahm.

Ich landete spät am Abend auf dem Flughafen Tiflis. Was mir sofort gefiel, waren die völlige Abwesenheit von Touristen und von Rauchverbots-Schildern, sowie ein typisch asiatischer Anblick: Ein Hund trieb sich unbekümmert auf dem Rollfeld herum. Zu meinem Wohlbefinden trug auch das Willkommens-Lächeln auf dem Gesicht von Nino bei, einer hübschen Dame, die mir Georgia-Travel [einer der wenigen georgischen Tour-Veranstalter] als Führerin zur Verfügung stellte, falls ich Hilfe benötigte. Nino sollte sich am nächsten Tag meiner annehmen.

Am nächsten Morgen kämpfte ich mich durch das Frühstücks-Büfett, das im palastartigen Esszimmer meines wunderbaren Acht-Zimmer-Gästehauses aufgebaut war. Wie angekündigt, gesellte sich Nukri, ein Freund Ninos, hinzu. Wir hatten vor allem eines gemeinsam: einen akademischen Grad in Nuklearphysik und die Vernachlässigung dieses Wissenspotenzials aufgrund einer konventionelleren Berufskarriere. Nukris Motive dafür waren edel. Weil er nicht mehr länger tatenlos mit ansehen wollte, wie sein geliebtes Georgien malträtiert und ausgeraubt wurde, ging er vor einigen Jahren eher zögerlich zum Militär, wie viele seiner Freunde auch. Einige hatte er von meiner Ankunft in Tiflis informiert, und um mir eine angemessene Einführung zu geben, wollten wir uns am Abend zum Essen treffen.

Dann kam Nino und wir machten uns auf Richtung Rustavelli-Avenue, einer mächtigen Straße, flankiert von Platanen, geschmückt mit Blumenbeeten und begrenzt von neoklassischen und nachgemachten Renaissance-Fassaden, hinter denen sich Theater, Opernhäuser und andere kulturelle Einrichtungen verbargen. In nur einer Viertelstunde passierten wir eine Synagoge, eine Moschee, eine georgische Basilika, eine armenische Kirche und einen Zarathustra-Tempel, offensichtlicher Ausdruck einer friedlichen und fröhlichen Koexistenz von Russen, Azeris, Griechen, Juden und Armeniern. "Tbili" bedeutet warm, und Tiflis [oder Tiblisi] wurde Georgiens Hauptstadt aufgrund der wohltuenden Bäder in seinen heißen Schwefelquellen, von denen schon Alexander Dumas und Peter der Große angetan waren. Das wollte ich auch ausprobieren, bereute aber bald meinen Entschluss, als mich ein türkischer [hoffentlich] Eunuche in Vorbereitung einer kräftigen Massage ohne viel Federlesens mit abwechselnd kalten und heißen Eimern Wasser übergoss. Mein Durchhalten zahlte sich aus und ich fühlte mich am Ende gesünder denn je. Was mich in den Badeanstalten amüsierte, war, dass die Badenden aus Geschamigkeit nicht ihre Genitalien verhüllten, sondern ihr Gesicht.

Als das aufdringliche Tageslicht schwächer wurde, fuhr Nukris russische Limousine an meinem Gästehaus vor. Nukri kam im Tarnanzug und trug stolz seinen Ausweis mit Rangangaben und anderen Details zur Schau. Während ich auf dem Beifahrersitz Platz nahm, bemerkte ich, dass Nukri seinen Sicherheitsgurt nicht angelegt hatte, woraufhin ich es auch so machte, obwohl ich zu dem Zeitpunkt noch keine Ahnung von Georgiens Sitten und Gebräuchen hatte. Wenn man einen Sicherheitsgurt anlegt, kann das als Misstrauen gegenüber den Fahrkünsten des Wagenlenkers angesehen werden.

Wir fuhren in die Berge, deren schwer erreichbare Gipfel seit jeher Anziehungspunkte für religiöse und militärische Vereinigungen waren. Eine Bergspitze war gekrönt von einem besonders schönen, kreuzförmigen Kloster, das sich vom blauen Hintergrund des Himmels abhob. Ein senkrecht stürzender Wasserfall erzeugte einen feinen Nebel, der über einer unregelmäßigen Ansammlung von verschieden großen Holzhütten schwebte. Wir parkten neben einem Armee-Lastwagen, aus dem Nukris drei beste Freunde sprangen, ein Major, ein Oberstleutnant und ein Oberst. Jeder trug einen Tarnanzug, jeder zeigte seinen Ausweis und jedem war seine Uniform etwas peinlich. Wir setzten uns an einen Tisch in einer der Hütten. Die drei Neulinge zeigten auf Nukri und riefen "Tamada".

Wann immer zwei oder mehr Georgier zusammen essen, wird einer zum Tamada bestimmt. Die Wahlkriterien sind Witz, Intelligenz und Lebhaftigkeit. Nur der Tamada entscheidet im Verlaufe einer Serie von bekannten Trinksprüchen, was, wann und wie viel an Alkohol die Mitesser trinken. Ohne die Zustimmung des Tamada können keine Weingläser erhoben werden. Ich war mir nicht sicher, ob mir das zusagte. Würde es genügend Trinksprüche geben, um meinen jetlag-bedingten Durst zu löschen und um die zahlreichen exotischen Gerichte hinunterzuspülen, die gerade aufgetischt wurden? Der Tamada begann sofort mit der Zeremonie.

"Wie es unsere Tradition ist, trinken wir zuerst auf den Zweck unseres Beisammenseins: Wir heißen Mr. Howard Marks in Georgien willkommen und bieten ihm unsere volle Gastfreundschaft und unseren vollen Schutz an. Wir Georgier wissen, dass Gäste von Gott gesandt sind." Man stand auf und füllte gegenseitig die riesigen, exquisit dekorierten Bergziegen-Hörner. Meine Erfahrung mit Trinksprüchen beschränkte sich darauf, bei Feiern in Oxford ein paar unaufrichtige und zögerliche Bekenntnisse zur Monarchie und anderen aristokratischen Bastionen von mir zu geben. Ich fürchtete, es könnte auf Ablehnung stoßen, wenn ich auf mich selbst trinken würde. Ich lächelte wohlwollend und hob das Horn vorsichtig an meine Lippen. Nirgendwo gab es eine Möglichkeit, ein Ziegenhorn voller Wein loszuwerden. Also kippte ich es hinunter.

Die Ziegenhörner wurden sofort wieder gefüllt, während der Tamada seinen zweiten Spruch verkündete: "Auf Religion und Tradition unseres Landes, ohne die wir nichts sind." Zum Glück wurden nun die Hörner durch Gläser ersetzt.

Dank Sankt Nino war Georgien das erste christliche Königreich weltweit. Außerdem war es ein Georgier, Elias, der die Robe Christi einem Zenturion abkaufte und mit nach Hause nahm. Elias zeigte sie seiner Schwester Sidonia, die sie berührte und unmittelbar darauf starb, so stark war das emotionale Erlebnis. Sie und die Robe waren nun unzertrennlich und wurden gemeinsam in Georgiens alter Hauptstadt Mtskheta begraben, was dazu führte, dass die Stadt zum zweitheiligsten Ort der Welt nach dem Heiligen Grab in Jerusalem wurde. Die "Syrischen Väter" waren Georgier, die im Nahen Osten eine besondere Form der Askese studiert hatten, die sie mit nach Hause brachten. Sie regte die Architekten der noch immer existierenden Höhlenstadt Vardzia an: Gänge und Treppen verbinden Höhlenkomplexe, Terrassengärten und ausgeklügelte Wasser-Auffangsysteme. Das goldene Zeitalter der einzigartigen georgisch-christlichen Kultur erstreckte sich über das 11. und 12. Jahrhundert und erreichte seinen literarischen Höhepunkt mit Shota Rustavellis epischem Gedicht Der Ritter im Panther-Fell. Es wurde schnell zum georgischen Äquivalent der Bill of Rights, indem es die Bürgerrechte aufzählte, die sich mit Ehre, Ritterlichkeit und Menschlichkeit verbinden. Umgeben von islamischer Feindseligkeit schloss sich Georgien eng den europäischen Kreuzfahrern und deren Nachfolgern an und fand schließlich im Russland Katharinas die einzige Zuflucht vor den muslimischen Horden.

Der Tamada beendete seinen Trinkspruch mit dem typischen Rustavelli-Zitat: "Alles, was du verschenkst, gehört dir und alles, was du behältst, ist für immer verloren." Noch bevor wir ausgetrunken hatten, ertönte ein schrilles, durchdringendes Signal. Die vier georgischen Soldaten griffen nach ihren Pistolenhalftern. Einer holte einen kompakten schwarzen Gegenstand heraus. Kein Grund zur Aufregung. Es war sein Handy. Das Zuprosten ging weiter: "Auf den Wein!"

Hugh Johnson erläutert in seiner Geschichte des Weins, dass der erste Wein weltweit in Georgien vor fast 10.000 Jahren erzeugt wurde. [„Vino" leitet sich vom georgischen "rhvino" ab.] Das Leben in Georgien ist tief in der Tradition des Weingottes Bacchus verwurzelt. Die Verehrung der Weintraube beeinflusst alles, von der religiösen Kunst bis zum Lebensstil. Erzengel fördern die Weinstöcke. Wein ist das einzige erlaubte alkoholische Getränk in der Fastenzeit. Die heilige Nino bastelte ihr erstes Kreuz aus Weinreben und Haar zusammen. Das georgische Alphabet aus 33 Buchstaben [eines der ersten 14 Alphabete] basierte offenbar auf verschiedenen Formen und Umrissen, die Weinstöcke in ihrer Wachstumsphase durchlaufen. Georgischer Wein mag in vielen Fällen nicht besonders transport- und lagerfähig sein, aber er ist extrem rein und auch in großen Mengen gut bekömmlich. Jemand, der nicht Alkohol trinkt, erregt Misstrauen, aber ein Betrunkener wird total verachtet.

"Auf die Musik!" An dieser Stelle begannen drei der Soldaten zu singen. Ihre polyphonen Klänge erinnerten mich an walisische Männerchöre. Wir redeten über unsere Familien und Werdegänge. Es stellte sich heraus, dass ich der einzige Großvater in dieser Runde war. Dies war Anlass für eine Serie von herzzerreißenden Trinksprüchen auf Kinder, Mütter, abwesende Freunde und nahe stehende Verstorbene. Wir wurden ziemlich rührselig, emotional und uns immer mehr in Freundschaft verbunden.

Psychiater sind in Georgien so gut wie unbekannt. Warum dem so ist, zeigen diese Ess- und Trinkgelage, bei denen man alle tiefen Empfindungen von Liebe, Ängsten, Verehrungen und Durchhängern frei herauslassen kann.

Das Singen der Soldaten erregte die Aufmerksamkeit einer Geburtstagsfeier in der Nachbarhütte. Wir wurden eingeladen mitzufeiern.

"Auf den Frieden!" Und so ging es weiter. Mein Fremdenführer Temuri, ein ehemaliger Schulleiter, holte mich am nächsten Tag für eine Fahrt durch Georgien ab. Die Straßen sind im Allgemeinen grässlich und ohne den kleinsten Hinweis auf Ausbesserung oder wenigstens den Erhalt des Zustandes. Ausländische Sattelschlepper schlängeln sich um riesige Schlaglöcher, weichen Tieren und Georgiern aus, die ihre Position hinter dem Lenkrad dazu nutzen, ihre Persönlichkeit und ihr hohes Maß an nonkonformistischer Individualität zum Ausdruck zu bringen. Vorfahrt hat, wer am größten und schnellsten ist. Einen Straßenhilfsdienst gibt es nicht.

Dennoch erfreute ich mich gründlich an meiner Blitztour über Berge, die höher sind als die Anden [wo die Gebirgsbäche als Kühlschränke dienen], durch Wintersport-Orte [die sich mit ihren perfekten Skilaufbedingungen mit Davos messen können] und vorbei an geschichtsträchtigen Klöstern und Festungen. Marco Polo und praktisch alle bekannten russischen Kultur-Götter [z.B. Puschkin, Lermontov, Tschechov, Tolstoi, Tschaikowsky und Gorki] rühmen die Vorzüge. Es gibt auch genügend gute Reiseführer.

Schafherden grasen an schwer zugänglichen Stellen, Geierschwärme hocken auf Felshängen oder kreisen bedrohlich über Flüssen. Die Landschaft versetzt einen immer wieder in Erstaunen. Es gibt kein Essen aus Konservendosen. Die Menschen sind stets hilfsbereit. Sie empfinden es als Schande, wenn ein ausländischer Besucher angegriffen wird. Entsprechend intensiver sind Nachforschungen und Bestrafungen bei Vorfällen mit Ausländern als mit Einheimischen. Deshalb werden Ausländer von eventuell vorhandenem räuberischem Gesindel eher in Ruhe gelassen.

Temuri bestand darauf, Gori zu besuchen, das nicht nur sein Geburtsort ist, sondern auch der von Georgiens berühmtestem Sohn Stalin. Das ist die einzige Stadt, die stolz auf eine Statue von ihm ist. Hinterwäldlerische Georgier loben gelegentlich noch Stalin als Helden, als großen Militärstrategen, der die Welt von den Nazis befreite, die Gesellschaft reformierte, Kriminelle und Spekulanten bestrafte, die Preise niedrig hielt und faule Leute zum Arbeiten brachte. Leider besteht das Museum zu seinen Ehren nur aus einer Foto-Sammlung, aber nebenan kann man seinen Eisenbahn-Waggon sehen, in dem er sich durch ganz Russland fahren ließ und mit dem er 1945 bis Potsdam kam.

Wir kurvten durch dichte Tee- und Zitrusplantagen bis zum Schwarzmeer-Seebad Bathumi, einer Stadt mit breitem Sandstrand, subtropischen Parks, alten, schattigen Innenstadtstraßen, Marktplätzen, Herrenhäusern von Händlern des 19. Jahrhunderts, ein paar architektonischen Hinweisen auf die türkische Vergangenheit und Millionen blutdürstiger Moskitos. Im geschäftigen Handelshafen wird Erdöl aus Baku raffiniert und verschifft, wodurch er zu einem wichtigen Faktor in Georgiens Wirtschaft wird. Unterkunft zu finden ist leicht, selbst während der örtlichen Hochsaison und obwohl die 'Intourist Hotels' mit abchasischen Flüchtlingen gefüllt sind. Bei Monatslöhnen, die kaum 45 € überschreiten, gibt es reichlich Übernachtungsmöglichkeiten für 15 €. Wir warfen unser Gepäck hin und beeilten uns, am Strand einen Blick auf den Sonnenuntergang zu werfen. Dort schien sich bereits die gesamte gut aussehende weibliche Bevölkerung von Georgien eingefunden zu haben und hörte sich immer und immer wieder Chers Song "I Believe" an. Über den Daumen gepeilt, kamen acht Mädchen auf einen Jungen. Ein Dorado für Beachboys.

"Warum sind hier so viele Frauen, Temuri?"

"Die Männer sind alle am Arbeiten, manche haben vielleicht drei oder vier Jobs. Es gibt nicht viel Arbeit für Frauen in Georgien. Deshalb gehen sie an den Strand. Also, Howard, morgen ist Samstag, mein freier Tag. Ich kann einen trinken, weil ich nicht Auto fahren muss."

"Muss man hier in die Röhre blasen?"

"Nein, aber georgische Polizisten wissen, wann du betrunken bist, und dann gibt es saftige Knollen. Howard, wir sollten bald schlafen gehen. Es ist nicht gut, einen zu trinken, wenn man müde ist. So vergeudet man nur den wertvollen Alkohol. Wir treffen uns morgen früh um acht zum besten 'Khachapuri', den es hier gibt."

"Khachapuri" ist ein teigiges Käse-Gebäck, eine Pizza ohne Tomaten. Am nächsten Morgen starrte ich auf meine riesige Portion, während Temuri, der offensichtliche Tamada dieses Ereignisses, eine Flasche feinsten georgischen Wodkas in sechs Gläser goss.

"Wir fangen mit drei Trinksprüchen an: Guten Morgen, guten Morgen und guten Morgen." Jeder kippte sich schnell drei Gläser hinunter, gefolgt von einem Berg von Teig und Käse.

"Howard, kannst du bitte etwas Bier holen?"

Das Frühstück ging langsam, aber nahtlos in Mittagessen über, als wir ins "Dianaland" stolperten, Bathumis ausgedehntem Sport- und Freizeitkomplex. Flaschen mit "Mukuzani", Stalins bevorzugtem Rotwein, wurden aufgetischt.

"Auf die Freundschaft!"

Und in diesem Ton ging es weiter. Am nächsten Morgen um 7 Uhr fragte ich den Besitzer meines Gästehauses, wie Georgier einen Kater auskurieren. Er hatte zwei Vorschläge parat: Literweise Borjomi trinken, das ausgezeichnete Mineralwasser des Landes [saurer als San Pelegrino und von europäischen Ärzten gerne verschrieben], oder "Hashi" konsumieren.

Der zweite Vorschlag gefiel mir besser. In diesen Bergen musste es doch Dope geben. Man führte mich durch einige enge Gassen Bathumis zu einer Kellerbar, die recht dunkel war. Wir setzten uns. Ich konnte vage einige andere Kunden an Nachbartischen wahrnehmen. Mein Gastgeber flüsterte seine Bestellung der Kellnerin ins Ohr. Sie verstand und lächelte. Unglücklicherweise ist "Hashi" nichts zum Rauchen. Es besteht aus einer großen Schüssel Kutteln, Knoblauchzehen und Kuhpfoten, die in konzentrierter Knoblauchsoße aufgekocht wird. Das Ganze spült man mit einer halben Flasche besten georgischen Weinbrands und den üblichen drei Gläsern Wodka hinunter. Kater haben bei so etwas keine Chance.

Temuri fuhr mich zum Flughafen und lehnte den von mir angebotenen 100-$-Schein ab. Wir umarmten uns und schüttelten die Hand.

"Bitte komm mal wieder, Howard."

"Bestimmt", sagte ich und freute mich gar nicht auf den Abflug. Ich musste an Captain Spencers Bemerkung über Georgien in seinem Buch Die Türkei, Russland, das Schwarzmeer und Tscherkessien von 1854 denken: "... Es gab noch eine rechtschaffene Rasse in Asien, ein tapferes Volk, das sein Land und seine Unabhängigkeit mehr liebte als das Gold des Fremden, das seine heimatlichen Berge, seine einfache Lebensweise und seine Freiheit all dem Glanz und Luxus vorzog, den die Versuchung ihm vorgaukelte."

INDIEN

"RÄUBER WERDEN ERSCHOSSEN."

Wie die meisten ausländischen Besucher kam ich in Indien per Flugzeug an. Man sollte ein Land, das von Zyklonen, Monsun, Nebel und Terroranschlägen geplagt wird, nicht nach seinen Flughäfen und den Flughafenangestellten beurteilen, aber die Einwanderungsbehörde in Delhi stellte meine Geduld doch auf eine harte Probe. Ein nicht enden wollender Strom von Vordränglern wartete stundenlang auf Beamte, die nutzlose und bedeutungslose Stempel auf Papierfetzen drückten. Ihre uniformierten Kollegen rauchten und hatten nichts anderes zu tun, als auf ein Meer von irritierten Gesichtern zu schauen, die alle nur eine Frage hatten: "Warum?" Ich fühlte mich an die Worte von Frau Indira Gandhi erinnert, zu deren Ehren der Flughafen benannt wurde: "Wenn man etwas über Indien wissen will, muss man alle Vorstellungen, die man hat, zur Seite legen. Warum sollte man seine Wahrnehmung durch Vorurteile beeinträchtigen? ... Das ist das Geheimnis Indiens, dass man das Leben in seiner ganzen Vielfalt akzeptiert, die guten wie die schlechten Seiten."

Ein Sechstel der Menschheit [und zugleich ein Drittel aller Analphabeten] lebt zusammen mit einem Viertel aller Rindviecher weltweit in Indien, das gerade mal ein Vierzigstel der Landmasse unseres Planeten ausmacht. Obwohl das Bevölkerungswachstum bis zu einem gewissen Grad von einer Säuglings-Sterblichkeitsrate von 13% und einer Lebenserwartung von nur 54 Jahren gedämpft wird, muss das Land mit einer halben Million Dörfern und fast 1700 separaten Sprachen zurechtkommen. 15 davon sind offiziell anerkannt, einschließlich Englisch, das von den zwei bis drei Prozent Aufsteigern gesprochen wird.

Die demokratischen Prinzipien sind eine Farce. Jeder Inder kann sich zwar an Wahltagen als Teil eines großen, unterhaltsamen Spektakels fühlen und Frauen und Töchter berühmter Politiker können Machtpositionen innehaben, aber Indiens konservative Gesellschaft, fest verankerte Vorurteile, Größe des Landes, Apathie, Undurchlässigkeit der Schichten und Rivalitäten machen diese Gesellschaft widerstandsfähig, wenn nicht immun, gegen positiven, demokratischen Wandel. Das indische Polizeisystem [dieses unglücklichste Erbe aus britischer Kolonialzeit] ist keine Polizei zum

Schutze des Volkes, sondern eine repressive, nach militärischen Gesichtspunkten organisierte Kolonialtruppe. Indien hat die meisten Verkehrsunfälle und Tollwut-Toten auf der Welt. Seine Armee ist größer als die irgendeiner anderen Nation. Auf den Straßen husten und niesen sie dich an, Leichen rotten unbeachtet vor sich hin. Malaria, Hepatitis, Typhus, Denguefieber, Hirnhautentzündung, Tuberkulose, Ruhr und Durchfall sind weit verbreitet. Die Benutzung von Klopapier gilt als unhygienisch. "Warum sollte man eigentlich hierher kommen?", dachte ich mir, während ich meinen Koffer aus dem Flughafen rollte und angestrengt nach einem vertrauenswürdig aussehenden Auto-Rikscha-Fahrer Ausschau hielt. Ich fragte einen dieser Rikscha-Fahrer nach den Kosten für eine Fahrt nach Paharganj, einem Stadtteil, der bekannt ist für seine billigen Unterkünfte. Er schaute auf ein paar Umrechnungstabellen und nannte mir einen Preis. Ich hatte absolut keine Lust zum Runterhandeln. Die Enttäuschung stand ihm ins Gesicht geschrieben. Er hätte mehr verlangen können.

Ich hatte mir ursprünglich ein Leihauto ohne Chauffeur nehmen wollen. Die Fahrt vom Flughafen in die Stadt heilte mich von dieser Wahnsinnsidee. Man darf sich nicht von der Tatsache leiten lassen, dass es Straßen und Bürgersteige gibt. Laut Statistik ist Delhi die gefährlichste Stadt für Autofahrer. Das gigantische Verkehrsaufkommen überrollt schlicht alle Verkehrsregeln, Gesetze und sonstige Maßnahmen, die Gefahren bannen sollten. In der Nacht brausen Fahrer mit ihren unbeleuchteten Vehikeln, die Arme willkürlich aus dem Fenster streckend, volle Pulle in die falsche Richtung in den Kreisverkehr, wobei sie auch noch dichte, schwarze Abgaswolken ausstoßen. Wie besoffen hin- und herwankend wechseln sie unbekümmert die Spur, natürlich ohne zu schauen oder langsamer zu fahren. Dabei schleifen sie voller Stolz mit herunterhängenden Karosserieteilen über das Pflaster, so dass die Funken nur so auf den Gehweg spritzen, der vollgepackt ist mit schlafenden, Radio hörenden und geschäftigen Menschenmassen. Knarrende Rikschas und Karren werden von O-beinigen Radlern, Rindern, Büffeln, stoischen Kamelen und halb verhungerten Pferden entlanggezerrt. Die meisten sind vollgeladen mit Schwarzmarkt-Computern, Sesseln, Papier-Bergen, Altmetall oder leeren Flaschen. Weibliche Kulis bevölkern die Straßen, buddeln Gräben, schultern Sandkörbe, zerkleinern Steine und errichten Gebäude mit einer mühsamen, ameisen-gleichen Methode wie zu biblischen Zeiten. Menschenmassen quellen aus Haltestellen und schwappen über Bahnübergänge. Dazu ertönt ein permanentes Hupkonzert, quasi als Beweis für das gläubige Vertrauen der Inder in Mantra, den mächtigen Ton jenseits von Verstehen und Wahrnehmung. Fußgänger weichen Autos aus [hauptsächlich das 1954er-Modell "Ambassador" von Morris Oxford], die ihrerseits Elefanten ausweichen, die wiederum Lastwagen und Bussen ausweichen, welche den Kühen Platz machen. Ich konnte nicht herausfinden, wie Kamele und Eselskarren in diese Hierarchie passen, aber sie mischen zu Tausenden in diesem Chaos mit. Der Verkehr okkupiert vorzugsweise die Mitte der Straße und hält sich nur links, wenn er dazu gezwungen wird. Wenn sich die Gelegenheit ergibt, holt man auch schon mal nach rechts aus, um von der verbotenen Frucht in Form von Lücken im Gegenverkehr zu naschen.

Ich mietete mich im Anoop-Hotel ein, wo die Unterkunft rund sechs Euro kostet. Man muss darauf vorbereitet sein, dass man keine E-Mails verschicken kann und dass man sich das Zimmer mit einer großen Anzahl an Insektenarten und ein paar Eidechsen teilt. Das ist die Sache aber wert. Ich ging um die Ecke in die Bar des Hotels 'Imperial', wo das Zimmer für rund 300 Euro pro Nacht zu haben ist.

Ich hatte im Flugzeug gelesen, dass es eine zweitausendjährige Geschichte der Weinerzeugung in den Königspalästen gab, dass man aber mehrere Jahre brauchte, um eine moderne Weinkultur zu etablieren und einen florierenden Markt für die Vielfalt der indischen Weine zu schaffen. Inzwischen hat man die lange vorherrschende westliche Auffassung korrigiert, Wein würde nicht gut zu stark gewürztem Essen passen. Zwei Firmen beherrschen den indischen Markt vollkommen: "Indage" in Bombay [Mumbai] und das "Weingut Grover" in Bangalore. Während ich mit Genuss je ein Glas von beiden trank, dachte ich nochmals darüber nach, warum Leute nach Indien reisen und wie ich hier am besten meine Zeit nutzen könnte.

Man kommt nicht her, um einen Partner zu suchen. Das ist absolut sicher. Indische Männer sind ein Haufen von Weiberhassern, die ihre Mütter verehren. Indische Frauen sind unsichtbar, unansprechbar oder unberührbar. Die Heirat hat Vorrang vor der Liebe, nicht umgekehrt. Liebe ist eine unzuverlässige Basis für eine Ehe und führt nur zu einer von Emotionen beherrschten Zweisamkeit. Besser ist eine Gemeinschaft, die sorgfältig aufgrund von Horoskop, Kaste, wirtschaftlichem Status und Erziehung geplant wird. Weder im Tamilischen noch in Sanskrit existiert ein Wort für Scheidung. Es ist kaum vorstellbar, dass sich lebenslange Glückseligkeit aus solchen Anzeigen ergibt, wie:

"GESUCHT: Attraktiver katholischer Bodybuilder aus Kerala, 27 Jahre alt, bietet Eltern aus Kerala eine Heirat an, wenn sie eine katholische Tochter namens Maria mit einem Bachelor of Science-Studienabschluss als Krankenschwester haben."

"GESUCHT: Eheverbindung für junge Frau mit Universitätsdiplom Master of Arts, mit heller Hautfarbe, häuslich und ein bisschen schwerhörig, aber sonst normal. Angebote von jungen Männern mit geringfügigen Behinderungen sind willkommen. Um Angabe der jeweiligen Mängel wird gebeten."

Vielleicht besuchen Menschen Indien auf der Suche nach einer neuen Religion, die den Schlüssel zur Unsterblichkeit besitzt. Im Hinduismus glaubt man, Brahma sei der Ursprung aller Schöpfung, während Vishnu bewahrt und schützt und Shiva zerstört und wieder herstellt. Brahma schuf all die anderen 330 Millionen oder so vielköpfigen, vielfarbigen Götter [plus deren Gemahlinnen, Kinder und tierische Fortbewegungsmittel], damit er leicht in allen möglichen Gestalten erscheinen kann. Vishnu wird in einer seiner verschiedenen Formen der Inkarnation verehrt wie zum Beispiel Rama, Krishna, Buddha [erst in jüngerer Zeit] und Juggernaut. Shiva hat auch viele Erscheinungsformen, meist wird er jedoch als großer Steinpenis dargestellt.

Hinduismus umfasst jede Menge Glauben und Aberglauben. Er verbietet viel weniger [Bekenntnisse zum Schwulsein und die Menstruation] als er erlaubt [alles andere]. Die Götter werden angeschrieen und verflucht, wenn sie Wünsche nicht erfüllen. Aber Hinduismus ist nicht nur eine Religion, sondern auch ein Sozialsystem, das genauso viel Bedeutung hat wie der Glaube. Da beide unzertrennbar sind, kann der esoterische Bereich auch nicht dem materiellen Bereich überlegen sein. Insgesamt sind Inder auch viel zu pragmatisch, um sich ernsthaft um die Esoterik zu scheren. Das überlässt man den hageren und schäbigen westlichen Heilssuchern, die in Clowns-Kostümen durch die Gegend ziehen. Diese armen Seelen befinden sich in unterschiedlichen Stadien der Verwirrung und suchen Zuflucht vor dem vermeintlichen westlichen Niedergang und vor Materialismus. Sie dürften wohl kaum schlauer werden, als wenn sie zu Hause geblieben wären, aber so kurbeln sie ganz unbeabsichtigt eine boomende und florierende Meditations-Industrie an. Die Bankmanager von Gurus werden wohl kaum der Auffassung sein, dass Indien eher mystisch als materialistisch ist.

Der Bahnhof von Delhi gleicht einer Sammlung von Zeitreise-Trophäen: vorsintflutliche Rikschas, Autos aus den 1950ern und Telefonapparate von 1930 ergeben ein Ambiente, das aus mehreren Jahrhunderten zusammengemixt scheint. Draußen hatten sich zwei nach Geschlechtern getrennte Schlangen von wenigstens 200 Leuten gebildet. Über ihnen hing eine große Anschlagtafel mit der Aufschrift "Bahnsteigkarten". Daneben warnte ein Schild: "Räuber werden erschossen." Wie ich erfahren hatte, gab es im Obergeschoss irgendwo einen Sonderschalter für Ausländer. Ich quälte mich brüchige Treppen hinauf und durch dunkle, stinkende Korridore, vorbei an Angestellten in safari-farbenen Uniformen und barfüßigen Dienern, die Tee irgendwo hinbrachten. In einem Gang spazierten zwei große Affen durch die Gegend, ernst und gewichtig, als wären sie auf dem Weg zu einer Vorstandssitzung. Die Situation war irre. In vergammelten alten Büros stapelten sich verstaubte Aktenordner, ausrangierte Deckenventilatoren und Papierberge bis an die Decke. Die Schlangen vor dem Kartenbüro ähnelten unheimlich denen, die ich am Flughafen erlebt hatte. Jeder schien am anderen vorbei zu arbeiten, ohne Kenntnis von Entscheidungen, die an anderer Stelle im System getroffen worden waren und ohne Entschlusskraft für eigene Entscheidungen. Indiens einmalig langsame Bürokratie ist die direkte Folge seines einmaligen, noch immer funktionierenden Kasten-Systems. Dafür kann man nicht die frühere britische Kolonialherrschaft verantwortlich machen. Wir nutzten diese gesellschaftlichen Barrieren aus, aber wir schufen sie nicht. Der indische Widerstand dagegen, die Arbeit anderer zu erledigen, wird oft als Dummheit oder Faulheit angesehen. Beides ist falsch. Das Kasten-System ist tief in der indischen Mythologie verwurzelt. Hochheben, tragen, putzen, etwas holen, Toiletten reinigen, gärtnern sind [trotz aller Korrekturversuche von Mahatma Gandhi und religiösen Gruppen] Tätigkeiten, die eine Person, welche sie ausführt, erniedrigen. Untätigkeit, egal mit welchen Konsequenzen, ist solchen Tätigkeiten stets vorzuziehen. Dazu stellt V.S. Naipaul in seiner Schrift Land der Finsternis interessanterweise fest, die Arbeit des Putzenden diene nicht dem Putzen, sondern sie bedeute, als jemand gesehen zu werden, der im Akt des Putzens erniedrigt wird. Und wer sich hinunterbeugt, erleichtert seine Erniedrigung.

Ich kaufte eine Fahrkarte, ging zurück ins Hotel und schlief aufgrund meines Jetlags tief und fest. Genau fünfeinhalb Stunden später ging mein Wecker los. Ich hatte vergessen, meine Uhr dem Zeitunterschied anzupassen. Der "Shatabdi-Express" war jetzt wohl schon fast in Jaipur. Ich setzte meinen indischen Hut auf, beschloss, die Dinge zu nehmen, wie sie kommen und dachte über Plan B nach.

Ich mietete ein Auto mit Fahrer [ein Sikh aus Pundjab namens Balder] für circa 30 Euro am Tag [einschließlich Treibstoff und Balders Unterkunft; er schlief im Auto].

Je weiter man sich von Delhi entfernt, umso gefährlicher wird der Verkehr. Man scheint nichts daraus zu lernen, dass mit ziemlicher Regelmäßigkeit ausgeleierte, klapprige, ungewartete, dreckige, überladene Busse, die von unfähigen Fahrern gelenkt werden, von Bergpässen in Schluchten stürzen, von Brücken in Flüsse fallen und sich willkürlich in unbewohnte Gebäude bohren. Busunfälle gehören zum normalen Verfahren, die gegenwärtige Form der Inkarnation zu beenden. Gefahrenabwendung wird dem Zufall überlassen. Ein tödlicher Verkehrsunfall ist schließlich ein Akt Gottes.

Die meisten Besucher Udaipurs wohnen und essen im 'Lake Palace Hotel' oder nehmen dort zumindest einen Drink ein. Es ist jedoch viel besser, 30 Kilometer weiter in das ausgedehnte Dorf Delwara in den Aravali-Hügeln zu fahren. Im 18. Jahrhundert gab seine strategische Lage den Ausschlag, den großartigen Palast von Devi Garth zu bauen. Er blieb die Residenz der Herrscher von Delwara bis in die 60er Jahre hinein, als er aufgegeben wurde, weil das Fürstentum dem Bundesstaat Rajahstan einverleibt wurde. Der gegenwärtige Besitzer, Anupam Poddar, war schon immer ein Bewunderer komfortabler Hotels an wunderbaren Orten, aber ärgert sich zu Tode über schwülstige Ausstattung und ungeeignete oder gar nicht vorhandene Telekommunikations-Einrichtungen. Diese Haltung gefällt mir. Seine Vision war ein Palasthotel, das über Qualitäten verfügen müsste, die einem gegenwärtigen Palast angemessen wären und sich nicht auf die Schaffung einer altertümlichen Gemütlichkeit ohne moderne Infrastruktur beschränkten. Es sollte das Gute bewahren und den funktionslosen Plunder abschaffen. Es sollte ein Ort sein, wo sich vielleicht konkurrierende Ideologien der Vergangenheit und der Gegenwart friedlich begegnen konnten, wo Götter und Computer sich den Platz teilen konnten. Mit anderen Worten, bewahre die ehrwürdigen und bewährten Gebäude, aber mache sie effizient. Mr. Poddar ist das gelungen. Die Zimmer und Zelte werden allen Bedürfnissen gerecht, unter Beibehaltung eines futuristisch anmutenden indischen Stils, der minimale Akzente setzt. Mini-Bars verbergen sich hinter Spiegeln, die das umgebende Gebirgspanorama in den

Raum hereinholen. In jedem Badezimmer steht eine verführerische Marmor-Badewanne. Jedes Schlafzimmer ist ausgestattet mit wunderbaren Designer-Fliesen aus kostbarem Gestein, die das übliche Mahagoni ersetzen. Der Schreibtisch ist so gestaltet, dass man sowohl Postkarten schreiben als auch seinen Laptop anschließen kann. Palast und Garten sind voller kleiner Nischen, Winkel und Sitzgelegenheiten, die eine sehr private Atmosphäre schaffen. Ich verbrachte dort eine sehr angenehme Zeit. Nicht billig, aber allemal das Geld wert. Und ich konnte diesen Bericht per E-Mail abschicken.

NEUER STOFF

"SEÑOR NICE" ist die lange erwartete Fortsetzung des Bestsellers **"MR NICE"**. Howard Marks` Nachfolgewerk knüpft hieran an und untermauert seinen Ruf als intelligenten, originellen und unterhaltsamen Storyteller. Er begibt sich auf eine weltweite Ahnenforschung, berichtet von seinen persönlichen Begegnungen mit prominenten Zeitgenossen wie Paulo Coelho, Jimmy Page oder Sean Penn u.a., genauso wie über skurrile Begebenheiten mit zahlreichen unbekannten, aber mindestens genauso interessanten Personen rund um den Globus. Auf der Suche nach walisischen Wurzeln bereist Howard Marks Jamaika, Panama, Brasilien und Patagonien. Er verfolgt dabei auch die Spuren von Henry Morgan, dem größten Piraten, der je die Karibik unsicher gemacht hat und der als Vorlage für den von Johnny Depp in **"FLUCH DER KARIBIK"** genial gespielten Captain Jack Sperrow diente.

Howard Marks berichtet darüber hinaus über seine Kandidatur als Kandidat der **"LEGALIZE CANNABIS PARTY"** zum britischen Unterhaus, über die Aktivitäten und Probleme der legendären Mr Nice Seedbank, über das unglaubliche Wiederauftauchen seines alten Mr Nice-Reisepasses sowie über viele andere Begebenheiten während der letzten elf Jahre. **"SEÑOR NICE"** ist eine rasant geschriebene, kurzweilige und interessante Story aus dem Leben eines in vielerlei Hinsicht ungewöhnlichen Menschen.

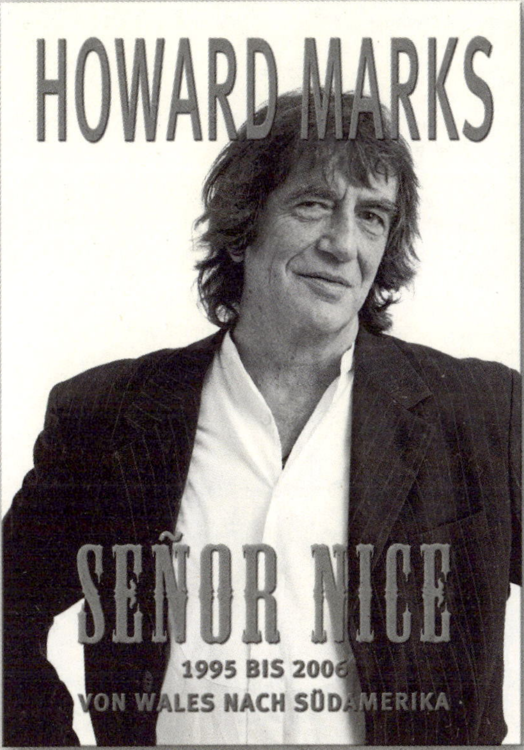

SEÑOR NICE
336 Seiten
Paperback
ISBN: 3-923838-54-9
14,90 €

Edition Steffan
Verlag
Hansaring 145-147
D-50670 Köln
Tel.: 02 21/ 73 916 73
Fax: 02 21/ 72 31 52
EditionSte@aol.com
www.edition-steffan.de

AKTUELLE INFOS UNTER: **www.howard-marks.de**

+++ howard marks wird im märz 2007 in deutschland, österreich und in der schweiz öffentlich auftreten +++ termine und locations werden auf der homepage rechtzeitig veröffentlicht +++

Sie können **"SEÑOR NICE"** entweder direkt beim Verlag ordern [Anruf, Mail, Fax oder Postkarte genügt], in jeder gut sortierten Buchhandlung bekommen oder in den nachfolgend alphabetisch und geografisch sortierten Verkaufstellen jederzeit kaufen.

In den nachfolgend genannten Geschäften, können Sie die beiden Neuerscheinungen von Howard Marks, "**SEÑOR NICE**" und "**DOPE STORIES**" jederzeit bekommen. Die Liste ist alphabetisch und geografisch sortiert.

Weitere Verkaufsstellen sowie die neuesten Informationen können Sie auch der Homepage **www.howard-marks.de** entnehmen.

A

Blubba Head- + Growshop, Turnitzstr. 12, 91522 **Ansbach**, Tel: 0981- 14 816
Nature World, Wettiner Str.28, 08280 **Aue**, Tel.: 03771- 49 69 95

B

Easy Going, Mannheimer Str. 65-67, 55545 **Bad Kreuznach**, Tel.: 0671 - 920 66 82
Harlequin Headshop, Kirchstr. 39, 23795 **Bad Segeberg**, Tel: 04551- 99 50 19, www.harlequin-shop.de
Hanf Center, Obere Königstr. 3, 96052 **Bamberg**, Tel: 0951- 208 03 21, www.hanf-center.de
Datura, Innere Lauenstr. 12, 02625 **Bautzen**, Tel.: 03591- 31 88 57
Udopea, Panoramastr. 1, 10178 **Berlin**, Tel.: 030 - 30 87 53 02
Hemp Galaxy, Simon-Dach-Str. 10, 10245 **Berlin**, Tel.: 030- 291 67 75
Flashback, Wolliner Str. 51, 10435 **Berlin**, Tel.: 030 - 44 35 85 30, www.flashback.de
Kaya Foundation, Schliemannstraße 26, 10437 **Berlin**, Tel.: 030 - 447 86 77
Sun Seed Bank, Amsterdamer Str. 23, 13347 **Berlin**, Tel.: 030- 456 061 71
Grashüpfer, Hauptstr. 69, 97493 **Bergrheinfeld**, Tel: 09721-99 808
Magic-Bielefeld, Arcade, Herforder Str. 8a, 33602 **Bielefeld**, Tel.: 0521- 96 77 182
Shi Sha-Shop, Rathausstraße 2, 55411 **Bingen/Rhein**, Tel.: 06721 - 49 15 73, www.hanfecke.de
Udopea, Am Langer Hof 2e, 38100 **Braunschweig**, Tel.: 0531 - 240 87 80, www.udopea-bs.de
Udopea, Knochenhauerstr. 27, 28195 **Bremen**, Tel.: 0421 - 131 34, www.udopea.de
Headshop Bremen, Starnberger Str. 1, 28215 **Bremen**, Tel.: 0421- 98 99 466, www.headshop-bremen.de
Planet Plant, Rollingenstr. 2, 76466 **Bruchsal**, Tel.: 07251 - 98 06 20

C

Chillhouse Chemnitz (City), Brückenstr. 8, 09111 **Chemnitz**, Tel: 0371-36 76 822, www.chillhouse.de
Chillhouse Chemnitz (Sonnenberg), Hainstr. 59, 09130 **Chemnitz**, Tel: 0371-40 59 829, www.chillhouse.de

D

Greenplanet, Ringofenstr. 37, 44287 **Dortmund**, Tel.: 0231- 94 531 417, www.greenplanet-dortmund.de
Goblin, Brückstr. 53, 44135 **Dortmund**, Tel.: 0231 - 5 89 82 20
Chillhouse Dresden, Alaunstr. 39, 01099 **Dresden**, Tel: 0351-89 510 77, www.chillhouse.de
THC Headshop, Alaunstraße 43, 01099 **Dresden**, Tel.: 0351 - 80 32 105, www.thc-mfg.de
Turn Headshop, Casinostr. 2-4, 47051 **Duisburg**, Tel.: 0203 - 29 84 024

E

Chillhouse Erfurt, Juri-Gagarin-Ring 96-98, 99084 **Erfurt**, Tel.: 0361- 65 47 647, www.chillhouse.de

Hanf-Center, Helmstr. 9, 91054 **Erlangen**, Tel.: 09131- 204 101, www.hanf-center.de
Turn-your-mind Headshop, Viehoferstr. 25, 45127 **Essen**, Tel.: 0201- 24 84 204

F

Arni's, Norderstraße 89, 24939 **Flensburg**, Tel.: 0461 - 21 22 8, www.arnis-shop.de
Subcity, Große Seestraße 36, 60486 **Frankfurt**, Tel.: 069- 79 30 28 96, www.subcity-frankfurt.de
ROOR, Am Rosengarten 3, 67227 **Frankenthal**, Tel.: 06233 - 600 700
Leo Shop, Rathausgasse 21, 79098 **Freiburg**
Leo-Versand, Schwarzwaldstr. 17, 79117 **Freiburg**, Tel.: 0761 - 79 62 69, www.leo-versand.de
Hanf Center, Mosstr.4, 90762 **Fürth**, Tel.: 0911 - 740 28 08, www.hanf-center.de

G

Cheech & Chong, Kirchstr. 37, 45874 **Gelsenkirchen**, Tel.: 0209-14 84 68
Chillhouse Gera, Heinrichstr. 78, 07545 **Gera**, Tel.: 0365- 55 20 996, www.chillhouse.de
Glasshouse, Vordere Karlstr. 37, 73033 **Göppingen**, Tel.: 07161- 68 37 82, www.ghouse.de
Groovy Headshop, Kurze Geismarstr. 6, 37073 **Göttingen**, Tel: 0551- 48 80 51 91, www.growshop.tv
Doras Headshop, Berliner Str. 116, 33330 **Gütersloh**, Tel.: 05241- 474 10
Zustand Headshop, Kaiserstr. 56, 51643 **Gummersbach**, Tel.: 02261 - 28 80 02 - 3

H

Mewis Bazar, Hindenburgstr. 32, 58095 **Hagen**, Tel.: 02331 - 160 99
Shiva's Garden, Große Brunnenstraße 1, 06114 **Halle**, Tel.: 0345 - 684 56 89, www.shivas-garden.de
Chillhouse Halle, Große Ulrichstr. 2, 01608 **Halle**, Tel: 0345-47 04 129, www.chillhouse.de
Pflanzburg, Neuer Pferdemarkt 22a, 20359 **Hamburg**, Tel: 040- 430 53 99, www.hanfburg.de
Udopea, Schanzenstr. 95, 20357 **Hamburg**, Tel.: 040- 41 91 28 83
Amsterdam Headshop, Reeperbahn 155, 20359 **Hamburg**, Tel.: 040 - 399 0 92 92
Amsterdam Headshop, Kleine Rainstraße 10, 22765 **Hamburg**, Tel.: 040- 399 06 562
Knasterbox, Schnurstr. 11-13, 63450 **Hanau**, Tel.: 06181 - 26 279, www.knasterbox.de
P.A.T.'s Headshop, Franckestr. 5, 30165 **Hannover**, Tel.: 0511 - 35 00 149
Euphoria, Hildesheimer Str. 85, 30519 **Hannover**, Tel.: 0511 - 833 688, www.euphoria-headshop.de
Experience, Plöck 20, 69117 **Heidelberg**, Tel: 06221- 616 700, www.head-and-growshop.de
Glashaus, Kettengasse 13, 69117 **Heidelberg**, Tel.: 06221- 89 36 520
Highlight, Gartenstr. 31, 74072 **Heilbronn**, Tel.: 07131- 62 01 81, www.amok.koma.de

I

Hanfzeichen, Bahnhofstr. 89, 55218 **Ingelheim**, Tel.: 06132 - 75 870, www.hanfzeichen.de

K

Trash, Königstr. 29, 67655 **Kaiserslautern**, Tel: 0631- 12 414, Fax: 0631- 311 03 57, www.trash-kl.de
Udopea, Neue Fahrt 3, 34117 **Kassel**, Tel.: 0561 - 729 89 30, www.udopea-kassel.de

Leo Shop, Friedensstraße 15, 77694 **Kehl**, Tel.: 07851 - 78 64 3
BAKUL, Kronenstr. 10, 87435 **Kempten**, Tel: 0831-14 879, www.bakul.de
Hanf Hanf, Firmungstr. 19, 56068 **Koblenz**, Tel.: 0261 - 14 064
The Unicorn, Rathauspassage 16-18, 56068 **Koblenz**, Tel.: 0261 - 14 513
Galactic, Maastrichter Str. 5, 50672 **Köln**, Tel.: 0221 - 257 94 94
In One, Habsburger Ring 18-20, 50674 **Köln**, Tel.: 0221 - 499 22 44, www.headshopversand.de
ULLa- Unser LagerLaden, Gustavstr. 6-8, 50937 **Köln**, Tel.: 0221 - 169 15 66 www.unserlagerladen.de

L

Chillhouse Leipzig, Brühl 10-12, 04109 **Leipzig**, Tel: 0341-26 89 92 0, www.chillhouse.de
Chillum, Hüxstr. 105, 23552 **Lübeck**, Tel: 0451-76 0 27, www.chillum.de
Ganja, Am Sande 33, 21335 **Lüneburg**, Tel.: 04131 - 402 907
Ganja, Goethestr. 15a, 67063 **Ludwigshafen**, Tel: 0621 - 515-222

M

New Asia Headshop, F1, 10 - 68159 **Mannheim**, Tel.: 0621 - 21 471
Magic hanf & head Shop, Simeonstr. 25, 32423 **Minden**, Tel.: 0571-85 08 60, www.cosmicshop.de
Ali Baba, Amalienstr. 87, 80799 **München**, Tel.: 089 - 28 26 93, www.ali-baba-bazar.de
Aladin Headshop, Dachauer Str. 34, 80335 **München**, Tel.: 089 - 545 06 891, www.aladin-headshop.de

N

Indian Sun, Pommernstr. 20, 41462 **Neuss**, Tel. : 02131 - 54 78 56, www.headshoper.de
Unicorn, Stangenbrunnengasse 5, 67433 **Neustadt**, Tel.: 06321 - 48 48 88, www.kifferherz.de

O

Highlight, Alte Lange Str. 2, 77652 **Offenburg**, Tel.: 0781- 970 87 32, www.highlight-offenburg.de
Fantasia, Staulinie 16-17, 26122 **Oldenburg**, Tel.: 0441-24 82 82

P

Custom Pit's Headshop, Bodenstädter Str. 6, 31224 **Peine**, Tel.: 05171 - 581 635, www.hanfpit.com

S

Turn Headshop, Cecilienstraße 16, 66111 **Saarbrücken**, Tel.: 0681 - 938 55 85
ICS Headshop, Brüderweg 14, 57074 **Siegen**, Tel.: 0271 - 52 851
Miraculix, Goethestr. 67b, 19053 **Schwerin**, Tel.: 0385 - 55 53 89
Oetti-007-headshop, Everinghauser Str. 20, 27367 **Sottrum**, Tel.: 04264- 83 68 96, www.oetti-007-headshop.de
Alpha Shop, Kirchenplatz 3, 84359 **Simbach/Inn**, Tel.: 08571- 926 969, www.alphasmoke.de
BLACKMAN, Marienstr. 11, 70178 **Stuttgart**, Tel: 0711- 62 00 282, www.blackman24.de
Rauchbombe, Tübinger Str. 85, 70178 **Stuttgart**, Tel.: 0711- 620 24 63
Udopea, Marienstr. 19, 70178 **Stuttgart**, Tel.: 0711 - 640 99 50

U

Hanf Lager, Hafenbad 11, 89073 **Ulm**, Tel.: 0731-30 200, www.hanflager.de
Hanf Lager, Neue Str. 33, 89073 **Ulm**, Tel.: 0731 - 64 166, www.hanflager.de

W

Wigwam, Eich 12, 42929 **Wermelskirchen**, Tel.: 02196 - 8 33 61, www.wigwam-wk.de
Around the World, Silhöfer Torstraße 4-6, 35578 **Wetzlar**, Tel.: 06441 - 94 65 07, www.hanf3eck.de
Greensmile, Kämmererstr. 69, 67547 **Worms**, Tel.: 06241- 97 31 40, www.greensmile.de
Rumpelstilzchen, Sanderstr. 39, 97070 **Würzburg**, Tel.: 0931 - 501 34, www.online-headshop.de

Z

Chillhouse Zwickau, Kreisigstr. 41, 08056 **Zwickau**, Tel: 0375-20 48 564, www.chillhouse.de

LUXEMBURG:

Placebo Headshop, 41 Avenue de la Gare, L-1611 **Luxemburg**, Tel.: 00352- 264 80 486, www.placebo.lu

ÖSTERREICH:

Exklusivvertrieb:
Bush Planet, Esterhazygasse 32, A-1060 **Wien**, Tel.: 0043 - 1 - 585 37 17, www.bushplanet.tv

SCHWEIZ:

Exklusivvertrieb:
Nachtschatten Verlag, Kronengasse 11, CH 4502 **Solothurn**, Tel: 0041-32- 621 89 48, www.nachtschatten.ch

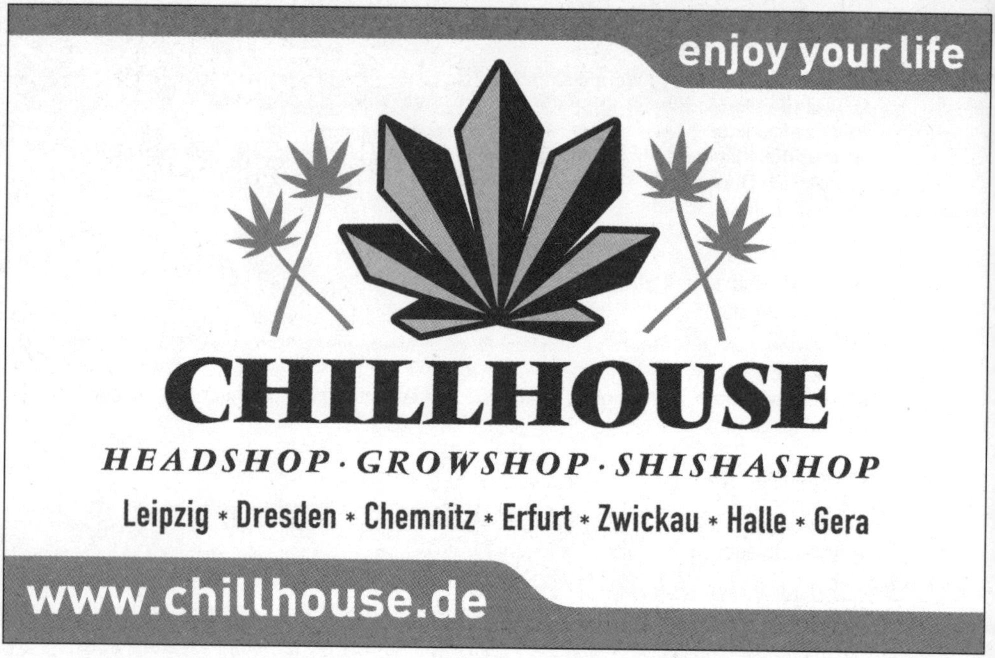
enjoy your life
CHILLHOUSE
HEADSHOP · GROWSHOP · SHISHASHOP
Leipzig * Dresden * Chemnitz * Erfurt * Zwickau * Halle * Gera
www.chillhouse.de

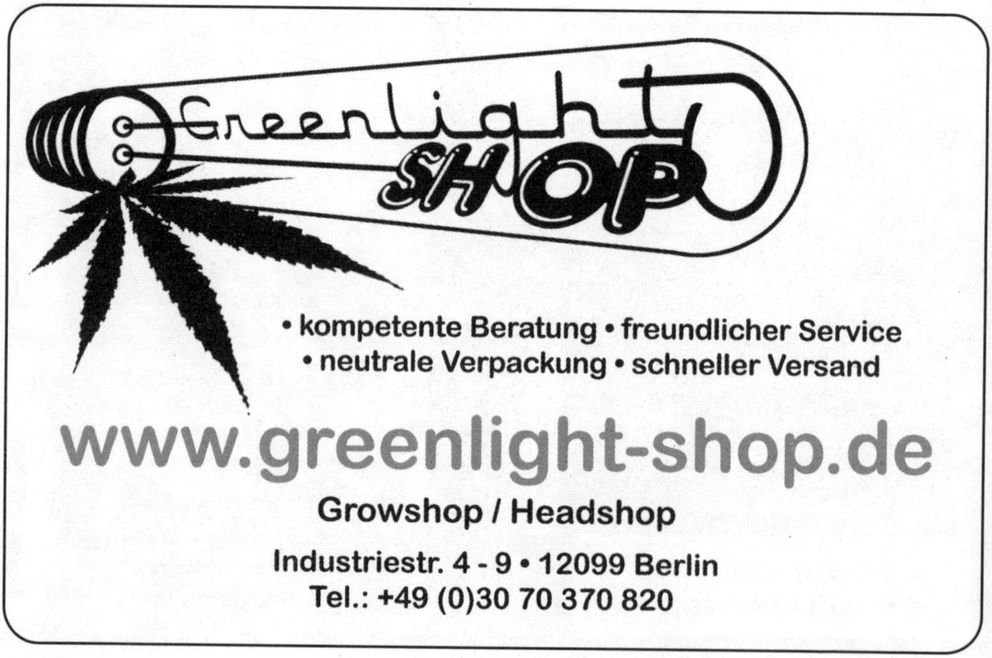
Greenlight
SHOP
• kompetente Beratung • freundlicher Service
• neutrale Verpackung • schneller Versand
www.greenlight-shop.de
Growshop / Headshop
Industriestr. 4 - 9 • 12099 Berlin
Tel.: +49 (0)30 70 370 820

ZWEI FILME AUF EINER DVD

Film 1:
In diesem Film erzählt Marks über seine Karriere als Mega-Dealer, über seine Tricks und Kniffe, aber auch über Haschisch und Marijuana im allgemeinen. Er wurde von einem Kamerateam rund um die Welt begleitet, von Holland bis Jamaika. In der neuesten Filmversion wurde auch der Fund seines **"MR. NICE"**-Passes in Campione [Schweiz] und die spätere Übergabe an ihn in Deutschland dokumentiert.

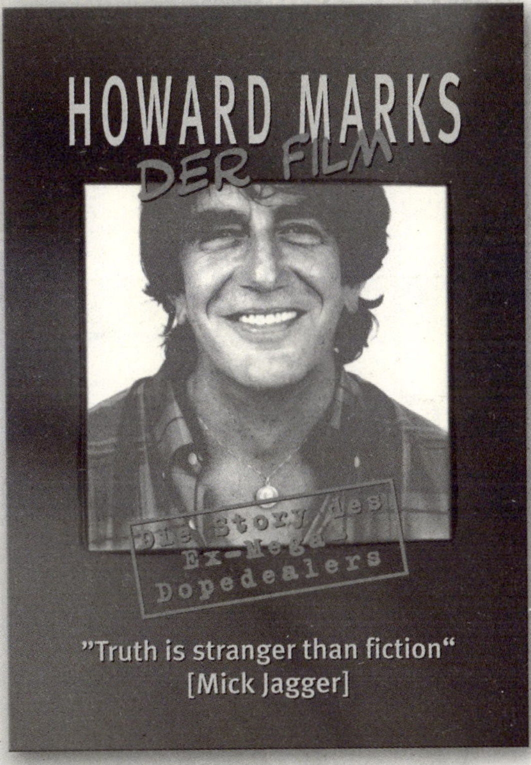

Ganz neu: Film 2:
HOWARD MARKS IN COLOGNE
On the road with Howard. Im Sommer 2005 besuchte Howard Marks mehrere Tage lang Köln. Ein Kamerateam begleitete ihn von der Ankunft bis zum Abflug. Er nahm sich Zeit für ein sehr ausführliches und informatives Interview. Darüber hinaus ist **"HOWARD MARKS IN COLOGNE"** ein Mitschnitt seines umjubelten Auftritts beim SOMA-Festival.
Die DVD-Kassette enthält zusätzlich ein 16seitiges, farbiges Booklet, in dem sich das legendäre Oxford-Interview im vollen Wortlaut befindet.

HOWARD MARKS
DIE STORY DES EX-MEGA-DOPEDEALERS
+ HOWARD MARKS IN COLOGNE
DVD + 16seitiges Booklet
Laufzeit: 52 Minuten plus
52 Minuten/Gesamtlaufzeit
104 Minuten
ISBN 3-923838-37-9

AKTUELLE INFOS UNTER: www.howard-marks.de

+++ howard marks wird im märz 2007 in deutschland, österreich und in der schweiz öffentlich auftreten +++ termine und locations werden auf der homepage rechtzeitig veröffentlicht +++

Edition Steffan
Verlag
Hansaring 145-147
D-50670 Köln
Tel.: 02 21/ 73 916 73
Fax: 02 21/ 72 31 52
EditionSte@aol.com
www.edition-steffan.de

KOCHEN & KIFFEN

Kein Comic hat je einen solchen Erfolg in der "SZENE" gehabt, wie **"KOCHEN & KIFFEN"** von Hagé Rauber. Zunächst als netter Gag gedacht, startete Band 1 im Jahr 1997. Zwei Jahre später erschien Band 2, im Jahr 2000 der Band **"VEGETARISCHE KÜCHE"** und 2002 schließlich **"DAS BUCH"**, in dem auch Howard Marks als Gastkoch in Aktion trat!

Die ersten drei Bände sind restlos vergriffen. **"KOCHEN & KIFFEN · DAS BUCH"** gibt es noch in wenigen Restexemplaren und kann beim Verlag zu 9,90 € bestellt werden.

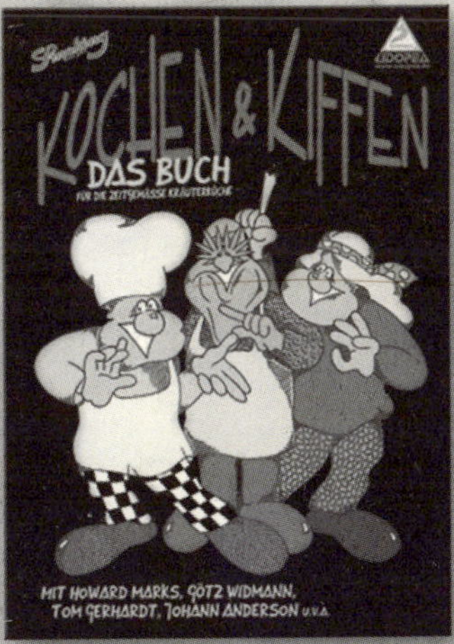

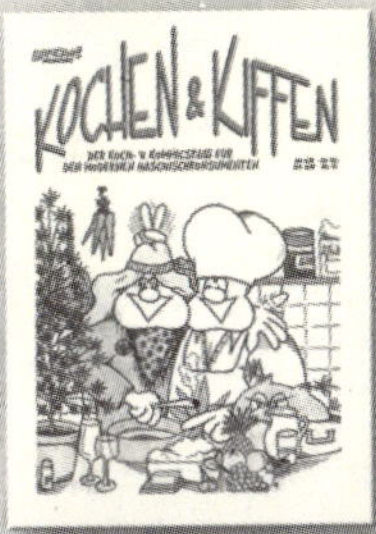

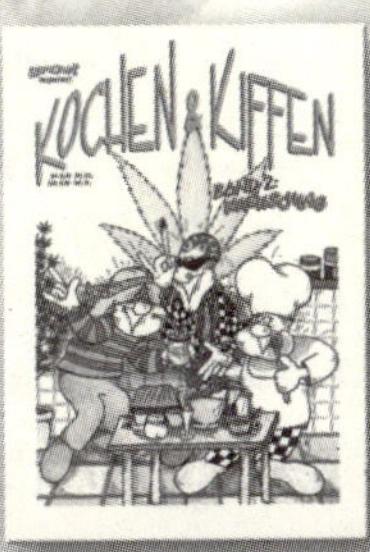

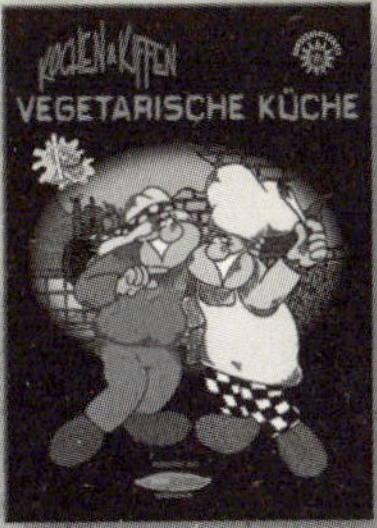

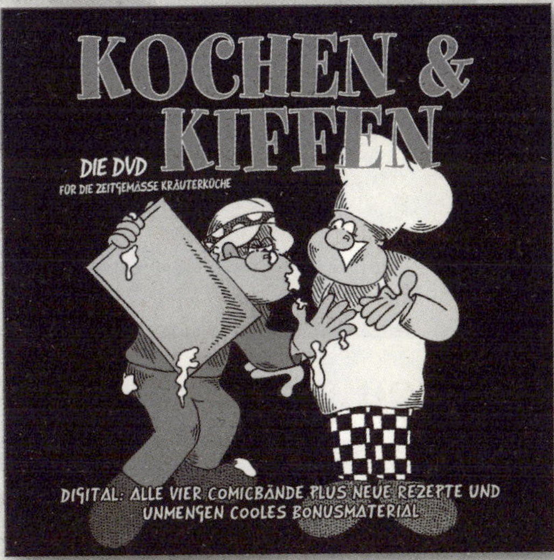

KOCHEN & KIFFEN - DAS BUCH
Umfang: 160 Seiten
komplett farbig
Format: A5-Format
Broschiert
Endverkaufspreis: 9,90 €
ISBN 3-923838-34-4
www.kochenundkiffen.de

Demnächst wird **"Kochen & Kiffen"** digital auf den Markt kommen. Eine DVD mit allen Rezepten, bislang noch nicht veröffentlichtem Material und Filmeinspielungen! Sie können die DVD **"Kochen & Kiffen digital"** vorbestellen, zu 14,90 €.

Wir werden auf der Homepage **www.kochenundkiffen.de** fortlaufend berichten.

Edition Steffan
Verlag
Hansaring 145-147
D-50670 Köln
Tel.: 02 21/ 73 916 73
Fax: 02 21/ 72 31 52
EditionSte@aol.com
www.edition-steffan.de

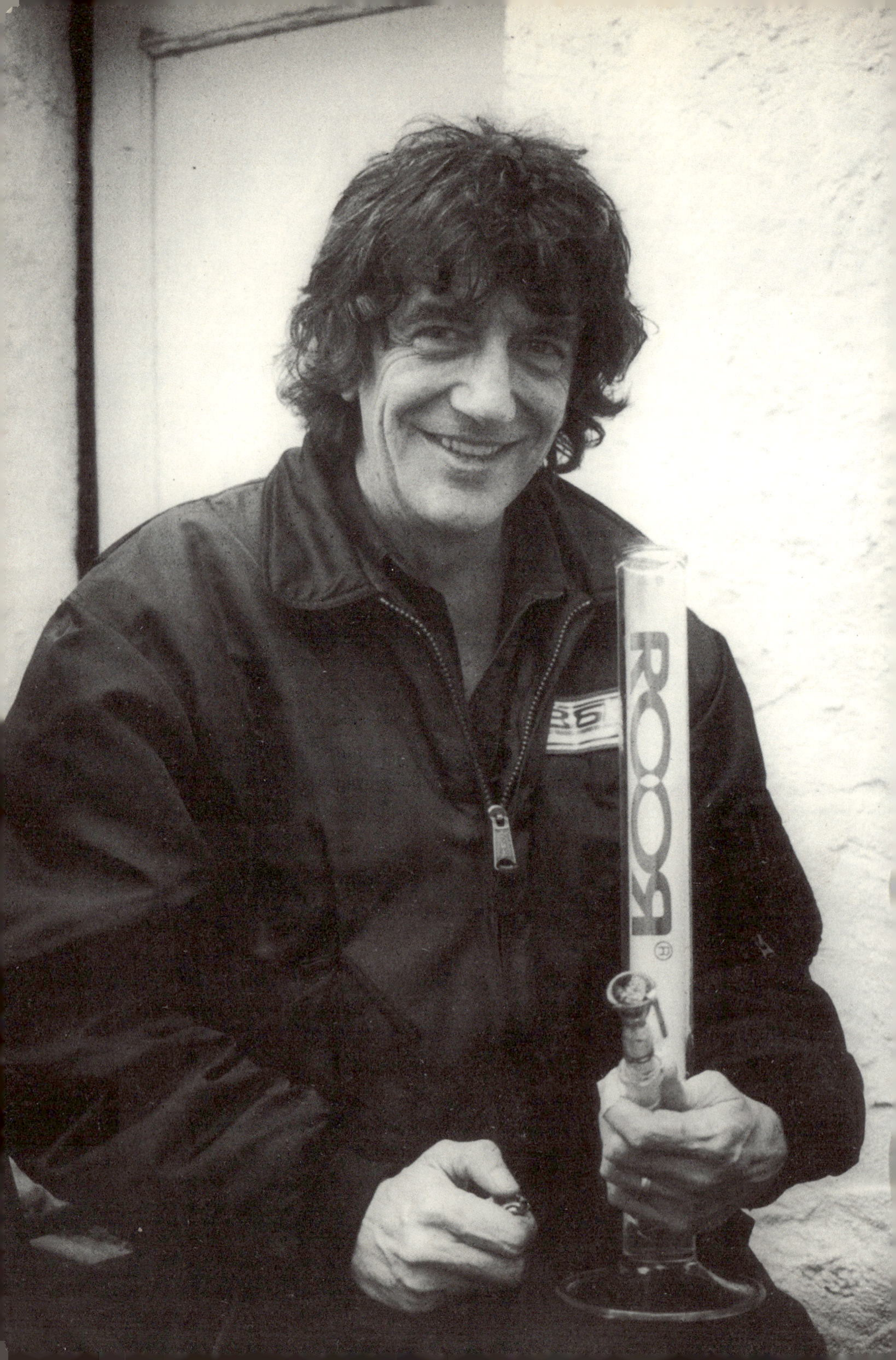
ROOR